CLIMATHÉRAPIE FRANÇAISE

LA
CURE LIBRE
DES
TUBERCULEUX

PAR

Le Docteur F. LALESQUE

CORRESPONDANT DE L'ACADÉMIE DE MÉDECINE

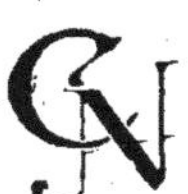

PARIS

C. NAUD, ÉDITEUR

3, RUE RACINE, 3

1904

CLIMATHÉRAPIE FRANÇAISE

LA

CURE LIBRE

DES

TUBERCULEUX

LA
CURE LIBRE
DES
TUBERCULEUX

PAR

Le Docteur F. LALESQUE

CORRESPONDANT DE L'ACADÉMIE DE MÉDECINE

PARIS

C. NAUD, ÉDITEUR

3, RUE RACINE, 3

1904

AVANT-PROPOS

La *Cure libre* de la tuberculose pulmonaire est la mise en pratique de la *méthode hygiénique, hors de* et *sans le sanatorium.*

Dans la *Normandie médicale* du 15 janvier 1904, Brunon et Maridort publient un article : *Tuberculose et Cure libre en Normandie,* dont voici le début.

« Tout a été dit (ou à peu près tout) pour ou contre le sanatorium, et cependant nous croyons qu'il y a encore intérêt à publier des observations de guérison de la tuberculose sans l'aide de la cure sanatoriale.

« La Cure libre » a eu le tort d'être préconisée par la province, alors que Paris restait perplexe devant les affirmations des sanatoriums allemands. C'est la région bordelaise avec Lalesque d'Arcachou qui a créé l'expression de cure libre, puis c'est Rouen et ensuite Lille avec Lemoine et Carrière qui ont dit que la guérison de la tuberculose n'est pas nécessairement attachée à la cure sanatoriale. On le savait avant eux, mais on n'osait pas le dire. »

Puis, en note, les auteurs ajoutent : « La dénomination, la réglementation et la propagation de la cure libre appartiennent à Lalesque. C'est en 1896, dans son livre *Cure marine de la phtisie pulmonaire*, que pour la première fois il a imprimé le mot *cure libre*, l'opposant à cure fermée. En 1899, il a fait une conférence à Bordeaux, sous le titre : La *Cure libre* de la tuberculose pulmonaire. »

L'article de Brunon et Maridort m'a suggéré l'idée de reprendre cette question de la Cure libre des tuberculeux, d'examiner les progrès qu'elle a pu réaliser, de dire ce qu'il en faut penser après dix années de discussions et de pratique nouvelle.

Quelle que soit la bienveillante appréciation de nos confrères de Rouen sur mon rôle à l'origine de la Cure libre, mon but, en écrivant ces lignes, est moins de revendiquer une priorité, qui après tout ne m'appartient peut-être pas, que de mettre en relief, une fois de plus, les merveilleuses ressources de la France climathérapique, à la condition de *savoir* et de *vouloir* les utiliser.

Que si Sabourin[1] a pu écrire « qu'en fait de sanatorium, tant vaut le médecin-directeur, tant vaut la maison[2] », je n'hésite pas de mon côté à déclarer : que tant vaut le médecin, tant vaut la Cure libre.

Arcachon, le 30 janvier 1904.

1. Sabourin, *Traitement rationnel de la phtisie* (p. 218). G. Masson, éditeur. Paris, 1891.
2. Formule concise et remarquablement synthétique, que quelques écrivains ont, dans la suite, et par confusion, attribuée à G. Sersiron.

LA CURE LIBRE

DES TUBERCULEUX

HISTORIQUE

I

Il y a dix ans, en 1894, trois médecins d'Arcachon, — que leurs confrères d'alors refusèrent de suivre — Festal, Lalesque, Pauliet, obtenaient de l'État l'amodiation d'une parcelle de forêt domaniale « pour y élever un abri-ouvert, véritable cure d'air pour les malades qui fréquentent notre pays[1] ».

Ce fut, en France, le premier pavillon de cure d'air et de repos (planche I) construit et utilisé hors le sanatorium[2].

Nous étions à l'époque glorieuse des établissements fermés. L'Allemagne et la Suisse inondaient nos journaux des succès retentissants de leurs altitudes. La question des sanatoriums hypnotisait tellement « malades et médecins, qu'aux yeux de beaucoup de gens il n'était possible de guérir la tuberculose que dans l'enclos d'un sanatorium, et j'ajouterai presque d'un sanatorium étranger[3] ».

1. Lettre de A. FESTAL au Conservateur des forêts, à Bordeaux.
2. Toutefois, nous devons à la vérité historique de dire qu'en attendant la construction de son sanatorium, « le Canigou n'était qu'une station de cure où les malades disséminés dans des chalets ou des hôtels, se réunissaient dans des vérandas pour faire le traitement à l'air et au repos. » (Daremberg.) Mais ce n'était là qu'une installation d'attente; les promoteurs du Canigou avaient hâte d'en arriver à l'établissement fermé.
3. *Journal de médecine de Bordeaux*, 24 janvier 1904. (Revue des journaux. La cure libre de la tuberculose.)

Nous étions à l'époque triomphante de la *cure d'altitude*, seule admise et… permise depuis quinze ans, avec laquelle avait commencé et pour laquelle continuait l'exode de nos malades à l'étranger!

Au milieu de cet enthousiasme, nous conservions tous les trois la ferme certitude de voir nos vieilles stations françaises reprendre leur suprématie climathérapique, mais à la condition formelle d'y adopter et d'y pratiquer, jusque dans ses moindres détails, la méthode de cure dont l'observance rigoureuse constituait, *seule*, la supériorité de l'Allemagne et de la Suisse!

Est-ce à dire que cette cure, — conçue, en Angleterre, par une infirmière de génie, miss Nithingale; pratiquée, en France, par Henri Bennett pour sa guérison personnelle ; et surtout méthodisée, en Allemagne, par Brehmer puis par Detweiler — fût ignorée de nos compatriotes? Nullement. Au surplus l'excellent traité de Daremberg[1], initiant les retardataires, venait de paraître.

Est-ce à dire que cette méthode fût restée, en France, dans le domaine de la théorie pure? Nullement. Daremberg venait d'en formuler l'adaptation aux climats méditerranéens, et d'en publier les heureux résultats ; le professeur Thoulet (de Nancy) venait de décrire (1898) en une langue où la forme ne le cède pas au fond, « les villas à jardins ratissés, peignés, soignés, à gazons toujours arrosés, toujours frais tondus, à massifs de fleurs près desquels le passant aperçoit trop souvent quelques personnes assises autour d'un grand fauteuil où, entre des oreillers, repose une tête amaigrie et alanguie[2] ».

Mais, en réalité, soit routine, soit indifférence, soit crainte de heurter les préjugés de clientèle ou les idées régnantes, les médecins demeuraient réfractaires à cette nouvelle thérapeutique.

C'est pourquoi nous voulûmes, Festal, Pauliet et moi, dans un climat de première valeur, dans une atmosphère forestière et marine, aux effets si puissants, *affirmer publiquement et pour la*

---

1. G. Daremberg, Traitement de la phtisie pulmonaire, 2 volumes. *Bibliothèque médicale Charcot-Debove*. J. Rueff et Cⁱᵉ, éditeurs, Paris, 1892.
2. J. Thoulet, Le Bassin d'Arcachon. L'ostréiculture, la pêche, les dunes ; in *Revue des Deux-Mondes*, 15 août 1895.

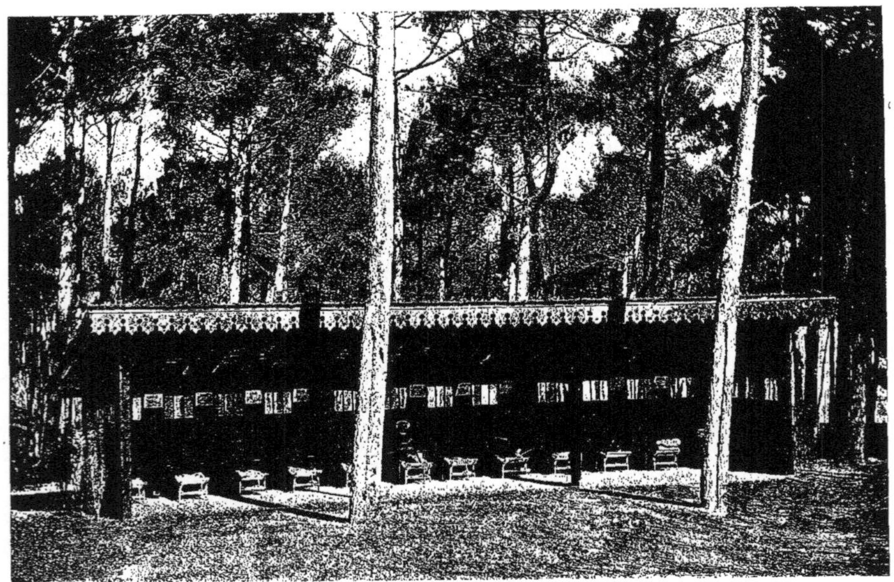

Le premier pavillon de cure libre, en France.

première fois, la mise en pratique, hors le sanatorium, de cette méthode hygiénique dont les essais isolés nous avaient donné, individuellement, des résultats de tous points comparables à ceux que l'on attribuait à la cure d'altitude.

Notre entreprise eut des résultats financiers déplorables ! A vrai dire, nous n'avions jamais escompté la fortune. Mais la question était posée, l'impulsion donnée.

L'intervention des trois médecins d'Arcachon arrivait à son heure. Elle était nécessaire au moment où, résumant les idées courantes des médecins étrangers et de la majorité des médecins français, Knopf[1] (1895) intitulait l'un des chapitres de sa thèse si justement remarquée : « *Le traitement, dans les stations libres, de la phtisie pulmonaire en voie d'évolution, est illusoire.* »

Aux premiers jours de février 1897, mon maître et ami François-Franck, déposait, à l'Académie de médecine, pour le concours du prix triennal Marie Chevalier, le manuscrit de mon livre « La Cure marine de la phtisie pulmonaire[2] ». Ce travail, écrit au cours de l'année 1896, renferme un chapitre consacré, en entier, à l'étude des *conditions techniques de la cure marine et forestière*. Une de ses divisions a pour titre : *Cure libre — Cure fermée*, et commence par ces mots : « Telle est la technique adoptée pour la cure marine et forestière de notre littoral. C'est la cure libre dans toute l'acception du mot, cure libre contre laquelle s'élèvent les nombreux partisans de l'altitude, c'est-à-dire de la cure fermée. »

On le voit, sans hésitation, j'opposais la cure libre à la cure fermée ; la cure de nos stations françaises à la cure des sanatoriums étrangers. Au surplus, après avoir longuement détaillé la technique adaptée depuis dix ans à nos conditions climatiques, fort des résultats prophylactiques ou curatifs basés sur l'analyse détaillée de 252 observations, je concluais : « Ces résultats, que

---

1. S.-A. KNOPF, Les sanatoria. Traitement et prophylaxie de la phtisie pulmonaire. *Thèse de Doctorat*, 1895, Paris, G. Carré, éditeur, 1895.

2. F. LALESQUE, *Cure marine de la phtisie pulmonaire* (travail couronné par l'Académie de médecine. Prix Chevalier, 1897). Masson et Cie, éditeurs, 1897, Paris.

nous avons faits aussi rigoureux que possible, portent en eux leur éloquence... »

Puis continuant d'opposer Cure libre à Cure fermée, j'ajoutais : « Si la climathérapie de montagne doit sa vogue, d'ailleurs légitime, à des résultats cliniques inconnus jusqu'alors en France, cela tient à une cause unique : les médecins de l'Engadine nous ont devancés, et de beaucoup, dans la mise en pratique de la cure d'air et de repos »; affirmant pour terminer que les résultats en cure libre « n'auront rien à envier aux résultats de l'altitude, si à l'avenir, mieux instruits de la technique, mieux pénétrés de son efficacité, manœuvrant des malades moins rebelles à ces idées d'une hygiène nouvelle, nous nous mettons résolument à l'œuvre ».

Il paraît bien que j'étais dans la vérité, il paraît bien que mon livre démontrait la réalité et l'efficacité de la Cure libre, à en juger par cette appréciation de Chuquet[1] (appréciation discutable en ce qui concerne le côté climatologique): « Le Dr Lalesque a publié dans un livre récent des statistiques encourageantes, mais est-ce au climat d'Arcachon ou à la stricte observance des règles de la cure hygiénique qu'il faut attribuer les succès obtenus? »

Comme on pense, cette revendication en faveur de la Cure libre souleva des protestations. On voulut bien accorder que l'*altitude* n'était pas le facteur essentiel, la condition *sine qua non* de l'amélioration ou de la guérison des tuberculeux. Mais on ne consentait pas encore à reconnaître la valeur du *facteur climat*; et, se ressaisissant, les Allemands, plus que jamais, soutinrent que pour les phtisiques, la surveillance ne saurait être rigoureuse et efficace que dans les établissements fermés.

Mais deux interventions importantes allaient se produire: celle de M. Huchard, en 1897[2], celle du professeur Landouzy, en 1899, apportant à notre doctrine le poids de leur autorité.

1. A. CHUQUET, L'hygiène des tuberculeux. Introduction par G. Daremberg. *Bibliothèque d'hygiène thérapeutique*, dirigée par le professeur Proust. Paris, Masson et Cie, 1899.

2. HUCHARD, Sanatoria et stations climatiques. Leçon in *Journal des Praticiens*, 15 décembre 1897; rééditée in *Nouvelles consultations médicales*. J.-B. Baillière et fils, 1904.

Voici les faits : « Au Congrès de Moscou, en 1897, les médecins les plus connus de l'Allemagne, Leyden, Ziemssen, Gerhardt, Senator s'étaient donné un patriotique rendez-vous pour venir démontrer l'inutilité de l'expatriation des malades vers des climats meilleurs et la supériorité, dans le traitement de la tuberculose, des sanatoria allemands », c'est-à-dire de la cure fermée.

Deux des médecins français présents, Bourcart et Vivant intervinrent pour relever l'omission, sans doute involontaire, faite par leurs confrères allemands de « l'influence bienfaisante des radiations lumineuses et de l'aération plus complète que l'on trouve plus aisément dans les contrées ensoleillées que dans les régions nuageuses du centre de l'Europe », terminant par cette judicieuse conclusion, affirmative de la cure libre : « Les vrais hygiénistes, ceux qui savent régler chaque instant de la journée de leurs malades, obtiennent et obtiendront encore des résultats meilleurs dans les pays de soleil que dans les contrées où ils ont à compter avec les nuages, les brouillards ou les vents froids du Nord[1]. »

L'esprit reste vraiment confondu que, en ce qui concerne le *facteur climat*, de pareilles vérités, des faits si anciennement reconnus, aient pu être mis en doute, aient eu besoin d'être affirmés dans un congrès de médecins !

Et d'ailleurs, en ce qui concerne la cure fermée qu'exaltèrent nos confrères allemands, « je me demande, répond Huchard, si tous les éléments de cette méthode : l'aération sous toutes ses formes, l'alimentation riche et fortifiante, l'hydrothérapie et les exercices physiques, une médication simplement tonique, la discipline hygiénique et médicamenteuse, je me demande si tout cela est l'œuvre exclusive de quelques médecins privilégiés ?

« Je me demande encore si, en apportant dans le choix de la villa ou de l'appartement occupés par les malades, toutes les précautions nécessaires (orientation, direction des vents, etc.), si en donnant aux malades une bonne alimentation, en pratiquant rigoureusement la destruction des crachats et la désinfection de

1. D'après Huchard, *loc. cit.*

tout ce qui sert ou a servi aux patients, en leur imposant les pratiques hygiéniques et en réglant leur journée dans les plus petits détails, je demande encore une fois, où est la supériorité des sanatoria, qui ne sont chez vous, comme on vous l'a entendu dire, que des maisons de discipline hygiénique... »

Enfin, Huchard termine son vigoureux plaidoyer, par cette conclusion si ferme et si nette, quand, faisant allusion aux climats de lumière, de soleil, de ciel bleu ; il dit : « C'est toujours là qu'il faut envoyer vos malades, en leur prescrivant une hygiène rigoureuse et inflexible, et une discipline thérapeutique dont ils ne doivent jamais s'écarter », conclusion qui formule tout le programme et renferme tout l'avenir de la cure libre.

Quelques mois plus tard, Malibran publie un long et consciencieux article sur Menton, station d'hiver[1], discute, avec documents et preuves à l'appui, les objections, les critiques formulées contre cette station, en montre les avantages climathérapiques, la variété et la facilité des installations, puis confirme ma propre thèse par cette formule heureuse : « Ce n'est pas *un séjour*, mais *une cure* que le malade doit faire dans le midi. »

Nous voici à Berlin, du 24 au 27 mai 1899, au « Congrès pour la lutte contre la tuberculose ». Sur la seule question des sanatoriums, sept rapports officiels ; les rapporteurs sont : Dettweiler (Falkenstein), Von Leyden (Berlin), Meyer (Berlin), Friedberg (Berlin), Schwieden (Berlin), Werner (Berlin), Panwitz (Berlin). C'était, comme l'a écrit depuis le professeur Grancher, à « un Congrès exclusivement allemand et sanatorial », qu'on avait convié les délégués étrangers. « On a cru, apparemment, le moment venu de prendre la revanche de l'échec de 1890. On sait qu'à cette date le ministre von Gossler annonça, en plein Parlement, que la « lymphe » de Koch resterait un remède allemand, vendu exclusivement par l'État allemand ; le prix en était déjà fixé! Ainsi s'affirmerait la suprématie scientifique de l'Allemagne sur toutes les nations devenues tributaires d'un remède secret. Mais, avant

---

1. Malibran, Menton, station d'hiver, in *la Presse médicale*, 20 octobre 1897.

même que les protestations aient eu le temps de se produire, la
« lymphe » s'était effondrée. »

« Eh bien, ajoute le professeur Grancher[1], j'imagine qu'on a
voulu, en dressant l'étendard du sanatorium, avant les statistiques, reconquérir cette suprématie qui avait échappé en 1890. »

Parmi les délégués étrangers à l'Allemagne, le professeur L.
Landouzy[2] représentait le ministre de l'Instruction publique et
l'Académie de médecine. En face de la doctrine des sanatoriums,
arche sainte, il fit entendre ces paroles : « Pour grande que soit
l'importance donnée à l'étude du meilleur moyen de réaliser la
cure hygiéno-diététique de la tuberculose..., il ne s'ensuit nullement que le Congrès veuille proclamer en Thérapeutique générale
que le sanatorium, envisagé en tant qu'établissement fermé, soit
toujours, par lui-même, à *lui seul*, le traitement de la tuberculose pulmonaire. »

Puis, ces prémices posées, précisant de plus en plus sa pensée,
le professeur Landouzy proclame qu'il « ne faut pas que, dans
l'esprit des médecins, puisse s'accréditer cette idée que la cure de
sanatorium est la médication spécifique de la tuberculose », qu'il
est temps de réagir contre « cette thérapeutique d'équation,
infiltrée de certaine presse médicale dans la grande presse, qui
accrédite, sans qu'on y prenne garde, cette opinion radicale qu'il
n'y a plus qu'un traitement pour les tuberculeux : le sanatorium,
puisque, à lui seul et par lui-même, il pourvoit et suffit à tout ! »

Car, en effet, les lois de l'hygiène et de la diététique indispensables peuvent « parfois s'ordonnancer plus complètes hors les
murs d'un sanatorium » ; car, en effet, la cure d'air, la cure de
repos peuvent « gagner à être suivies par certains malades, en
son particulier, en un *home-sanatorium*. établi suivant indications thérapeutiques mûrement discutées. en plaine, à la lisière
d'un bois, à la montagne, sur la Méditerranée ou proche de l'Atlantique ! »

1. Professeur Grancher, Tuberculose pulmonaire et sanatoriums, in *Bulletin médical*, 7 mars 1903.

2. Professeur Landouzy, Cure de sanatorium simple et associée in *la Presse médicale*, 27 mai 1899.

Puis après avoir rappelé les « adjuvances thérapeutiques » que fournissent à la cure des tuberculeux, la Riviera, Arcachon, Pau, Dax, Amélie-les-Bains, après en avoir formulé les indications climathérapiques, le professeur Landouzy confirme la réalité et l'efficacité de la cure libre, lorsqu'il écrit : « Pour se faire en des manières de *homes-sanatoriums libres*, pour se faire surveillée en villas-sanatoriums, en dehors de tout établissement fermé, pour se faire en climat marin, sur un bassin Atlantique Méridional, ou au milieu des pins, la cure des tuberculeux ne s'en inspire pas moins de la méthode de Dettweiler; aussi les résultats qu'elle donne sont-ils des meilleurs. »

Je ne sache pas qu'en des termes plus autorisés et plus nets ait été affirmée la Cure libre! L'intervention du professeur Landouzy eut une grande portée. A la fois, elle donnait satisfaction à la vérité scientifique et aux préoccupations trop légitimes d'une partie du corps médical français, eu égard au déplorable accueil réservé jusqu'alors à la nouvelle doctrine, accueil dont, à la même époque, et à quelques jours d'intervalle, Guiter et Lalesque s'étaient émus.

Le premier[1], immédiatement avant le Congrès, au nom de la société médicale de Cannes, adressait au Professeur Brouardel et aux membres de la délégation de l'Académie de médecine au Congrès de Berlin, une lettre ouverte dans laquelle il plaidait la cause de la *cure libre*, sans toutefois la désigner ainsi. Il disait : « N'avons-nous pas le droit de dire que, pour les tuberculeux riches ou aisés, nos villes d'hiver, avec leur climat privilégié, la facilité de vivre en plein air qu'elles donnent aux malades n'ont pas cessé de présenter les conditions les plus favorables à l'application constante et méthodique du traitement hygiénique de la phtisie pulmonaire? » Puis, il ajoutait, parlant de la discipline tant vantée des sanatoriums : « Nous affirmons, quant à nous, que cette discipline nécessaire peut être obtenue partout d'un tuberculeux isolé,

---

1. GUITER, *La cure de la tuberculose aux stations de la Méditerranée.* (Lettre ouverte adressée à M. le professeur Brouardel et aux membres de la délégation de l'Académie de médecine au Congrès de Berlin.) 1 brochure, 8 pages. Imprimerie Figere et Guiglion, Cannes, 1899.

par la seule autorité du médecin traitant ; les règles du traitement sont désormais fixées et partout les mêmes, et nos phtisiques, pas plus que ceux de Falkenstein ou de Leysin, ne sont abandonnés aux hasards ou aux entraînements de la vie mondaine. »

Pour ma part[1], pendant que se tenaient ces assises sanatoriales de Berlin, je terminais la préparation d'une conférence publique : la *cure libre de la tuberculose pulmonaire*, qui eut lieu le 4 juin 1899, dans le grand amphithéâtre de la Faculté de médecine de Bordeaux.

Là, comme trois ans avant dans mon livre, je revendiquais en faveur de la climathérapie française, persistant à opposer à la *cure fermée* — sans en contester en aucune façon la valeur — la *cure libre* « si heureusement dénommée hier au Congrès de Berlin, cure en home-sanatorium » ; soutenant, plus fermement encore, qu'à part quelques indications, d'ordre plutôt secondaire, « la tuberculose pulmonaire chronique, la plus commune, guérit indistinctement et aussi bien à la plaine qu'à la montagne, à la mer qu'au désert, sous la double et formelle condition toutefois, pour le malade, d'y trouver de l'air pur et d'y observer une hygiène toute spéciale ».

Telle est, pourrions-nous dire, la première étape historique de la *Cure libre*, celle qui ramena les regards sur la France climathérapique, celle qui fixa l'attention sur la nouvelle et féconde adaptation de la méthode de Brehmer.

Certes, depuis lors, la *Cure libre* a été discutée, attaquée, surtout lorsqu'elle a figuré comme argument dans la question des *sanatoriums populaires* (que nous n'abordons pas ici). Mais malgré tout, elle a progressé, a fait des adeptes, et les adversaires irréductibles en sont de moins en moins nombreux, comme nous le verrons.

1. F. LALESQUE, *La cure libre de la tuberculose pulmonaire*. (Conférence publique faite, le 4 juin 1899, dans le grand amphithéâtre de la Faculté de médecine et de pharmacie de Bordeaux, sous les auspices du Syndicat médical des stations pyrénéennes.) Bordeaux, imprimerie Gounouilhou, 1899.

II

A dater de cette époque les travaux, les discussions se multi-
plient, dans lesquels on voit le terme « Cure libre » prendre rang
de plus en plus.

C'est d'abord le Professeur Brunon[1] qui, au Congrès de la tuberculose de Naples (avril 1900), étudie « la cure libre de la tuberculose telle que peuvent la faire, chez elles, les personnes à qui
leurs moyens de fortune ne permettent pas le séjour dans les
sanatoriums ou les stations d'altitude ». Ce qui fait la valeur clinique et démonstrative de ce travail, c'est qu'il repose sur l'analyse
détaillée de 50 malades, avec 14 cas de guérison ou d'amélioration persistante depuis plusieurs années.

Ces premiers résultats font de R. Brunon un partisan convaincu de la Cure libre. Ils l'amenaient, un an plus tard à peine,
à préconiser devant l'Académie, pour les indigents, son système
de *Sanatorium de fortune*[2], et à déclarer, au sujet d'une autre
classe sociale, « que la *Cure libre et familiale* des tuberculeux
riches ou aisés représente le traitement de choix[3] ».

A quelques semaines de là, encore à l'Académie de médecine,
les professeurs Lemoine[4] et Carrière (de Lille) n'hésitèrent pas à
soumettre le fruit de leurs réflexions sur ce sujet d'actualité. Ils
rejettent, non point la méthode hygiénique, mais l'exclusivisme
du sanatorium, et terminent par ces mots : « Conseillons la cure
libre de Lalesque, le « home sanatorium » de Landouzy. Chacun
peut se guérir chez soi, en se reposant et en s'alimentant. »

On n'a pas oublié l'effet produit par ces dernières communica-

1. R. Brunon, Tuberculose. Essai de cure libre en Normandie. Extrait de la
Revue de médecine, juillet 1900. Félix Alcan, éditeur, Paris, 1900.

2. R. Brunon, Les « Sanatoriums de fortune » pour les tuberculeux pau-
vres, in *la Normandie médicale*, 15 avril 1901.

3. R. Brunon, L'assistance familiale et rurale des tuberculeux, in *Bulletin
médical*, 13 novembre 1901.

4. Lemoine et Carrière, Des moyens à employer dans la lutte contre la
tuberculose, in *Bulletin médical*, 1er mai 1901.

tions académiques, tant à raison de la situation de leurs auteurs
que de l'enceinte où elles se produisirent.

On n'a pas oublié les discussions, les polémiques même qu'elles
soulevèrent et dans les sociétés savantes et dans la presse médicale.

Aussi s'explique-t-on que la question, dans toute son intensité,
dans toute son acuité, ait été reprise devant le Congrès international d'Hydrologie, de Climatologie et de Géologie, tenu à Grenoble le 29 octobre 1902[1].

Dans la section de Climatologie, trois rapports envisageaient,
sous des aspects différents, l'étude des sanatoriums. Le premier,
dû à la collaboration de Berlioz et Léon Leriche s'occupait des
*conditions météorologiques nécessaires à l'établissement d'un
sanatorium*; le second et le troisième, portant même titre : *Sanatoriums ouverts et fermés*, furent présentés, séparément, par
Marcellin-Cazaux et par Sersiron.

Pour Marcellin-Cazaux : « Ce système thérapeutique du sanatorium organisé chez soi, le *home sanatorium*, selon l'heureuse
expression du Professeur Landouzy, la *Cure libre*, comme la dé-
nomme le docteur Lalesque, conviennent aux malades avancés ou,
à toutes les périodes, aux malades riches qui ont la volonté de
guérir. Ceux-ci s'astreindront à suivre toutes les prescriptions du
médecin, même hors de la présence de celui-ci, et pourront
retirer du traitement fait chez eux le même bénéfice qu'ils auraient retiré du séjour dans un sanatorium fermé. Que disons-
nous ? Ils pourront en retirer un bénéfice plus grand, car ils pourront faire leur cure sous un climat de choix, etc.... »

Pour Sersiron, le « home-sanatorium » de Landouzy, séduisant
en théorie, n'aurait malheureusement pas, à l'expérience, donné
ce que l'on attendait de lui. Quant à la cure libre, adoptant les
vues de Malvoz, le rapporteur craint que « dans un avenir très
prochain » l'adoption de ce système « au sein des familles de

---

1. Voir les rapports de BERLIOZ et LÉON LERICHE, de MARCELLIN-CAZAUX, de SER-
SIRON et les discussions qui s'ensuivirent, in *Comptes rendus du Congrès
international d'hydrologie, de climatologie et de géologie de Grenoble*, 1902.
Imprimerie Allier frères, Grenoble, 1903.

paysans prenne une importance inquiétante », faute de mesures prophylactiques ou autres. Que si, enfin, l'idée du *Sanatorium de fortune* lui semble utile, c'est à la condition qu'il reste « un pis-aller ou quelque chose de tout à fait provisoire et qu'il ne devienne pas la base d'un système ».

Déjà l'une des conclusions du rapport de Berlioz et Léon Leriche : *le régime du sanatorium prime la question du climat*, avait amené Albert Robin et le Professeur Renaut (de Lyon) à prendre la parole et à s'inscrire en faux. L'un et l'autre revinrent à la charge dans la discussion du rapport de Sersiron ; et le Professeur Renault terminait sa longue intervention par ces mots : « Et je crois aussi être dans le droit et dans la raison en demandant que la cure complète, hygiénique et médicamenteuse, puisse se faire *là où elle peut être faite*, et, cela admis, où l'on voudra quand on le pourra. Il y a quelque chose de mystérieux et de dogmatique, de presque fabuleux que je n'accepte pas, dans cette imposition catégorique et exclusive d'une montagne choisie, d'une montagne sacrée, pour ainsi dire, d'un haut lieu seul propre au pélerinage dolent de la multitude des bacillaires : cime où l'air est toujours pur, subtil et calme, où jamais le grand vent ne fait rage, où le gel règne tandis que le froid ne se sent point, où semble enfin planer, haut au-dessus des nuages — tel l'esprit du Zeus grec ou du Wotan germanique plutôt — un dieu sévère, attentif aux observations du rite qu'il impose, et qui nous est étranger ! »

Ainsi chaque congrès procurait de nouveaux défenseurs à la doctrine de la Cure libre. A Moscou : Bourcart, Vivant, Huchard ; à Berlin : Landouzy ; à Grenoble : Albert Robin, Renaut, Guiter.

D'ailleurs avant et depuis Grenoble, nous avons à signaler d'autres travaux. Le home-sanatorium est le traitement de choix pour toute personne aisée et décidée à se soigner (Hérard de Bessé)[1]. Pégurier[2], dans un important travail relatant les avan-

---

1. HÉRARD DE BESSÉ, Sanatorium et Home Sanatorium, in *Journal des Praticiens*, 9 février 1901.
2. PÉGURIER, *Traitement rationnel de la tuberculose pulmonaire et de ses formes cliniques*. A. Maloine, éditeur, Paris, 1901.

tages et les inconvénients du sanatorium, accepte le home-sanatorium de Landouzy, soutient la possibilité de la cure libre dont il examine, d'après mes travaux, les conditions techniques et conclut aux avantages péremptoires « de la cure individuelle quand elle est possible ». Outre sa lettre, déjà citée, Guiter[1] avec un article ultérieur défendait la climathérapie française, et tout dernièrement[2] abordait la Cure libre, qui, dit-il, « naguère si vilipendée, semble reconquérir la faveur de l'opinion médicale ».

Pour réaliser les indications du traitement de la tuberculose, dit Dhourdin[3], deux moyens se présentent à nous, le *Sanatorium* et la *Cure libre*. « Les partisans du sanatorium plus ou moins fermé ne voient que ce moyen capable d'arriver à un résultat satisfaisant. Tel n'est pas notre avis. » Albert Robin[4], reprenant à nouveau la question, concluait dans le même sens : « La cure libre préconisée par le Dr Lalesque (d'Arcachon), pratiquée suivant l'état social du malade, associée à un traitement défini, dirigée, suivant le cas, par un médecin individuel ou par ceux des dispensaires dont il y a lieu d'augmenter le nombre et l'importance, est presque toujours préférable. » Dans son discours présidentiel au Congrès de Thalassothérapie (Biarritz, avril 1903) Albert Robin avait soutenu la même doctrine.

Enfin, hier, Just Lucas-Championnière[5], comme Huchard à l'origine, protestait contre l'exclusivisme allemand : « l'hypnotisation par le sanatorium allemand nous paraît beaucoup trop détourner l'attention des ressources thérapeutiques si considérables dont nous disposons contre la tuberculose.... N'y a-t-il pas de longues années que nos climats marins et méridionaux ont été

1. G. GUITER, La cure de la tuberculose pulmonaire et les stations du littoral méditerranéen, in *la Presse médicale*, 31 janvier 1900.

2. G. GUITER, *De la cure libre de la tuberculose à Cannes et aux stations de la Méditerranée.* Imprimerie de la Société industrielle, Nice, 1903.

3. DHOURDIN, *Le traitement préventif de la tuberculose pulmonaire.* Brochure, 57 pages. Imprimerie H. Labèque, Dax, octobre 1902.

4. ALBERT ROBIN. La lutte contre la tuberculose, in *Revue de Paris*, 15 juillet 1903.

5. JUST LUCAS-CHAMPIONNIÈRE, La tuberculose; son traitement dans les sanatoriums et la prophylaxie sociale, in *Journal de médecine et de chirurgie pratiques*, 10 janvier 1904.

utilisés heureusement contre la tuberculose pulmonaire. » Puis plus loin : « Il n'est pas difficile de porter en différents lieux la discipline qui paraît si indispensable au mode de cure moderne. N'avons-nous pas lu récemment un travail des plus intéressants du Dr Lalesque, d'Arcachon, sur la cure libre qu'il préconise et qui lui a donné des succès point inférieurs à ceux des sanatoriums allemands. Ne savons-nous pas, *surtout au point de vue de la prophylaxie*, que l'action de l'air marin, irrégulière ou infidèle, en ce qui concerne la tuberculose pulmonaire acquise, est plus régulièrement efficace pour les *candidats à la tuberculose* comme préventif. »

Ainsi l'auteur revendique pour la Cure libre contre le sanatorium, et pour la mer contre l'altitude. Dans ce même ordre d'idées, je viens d'écrire un travail, préconisant l'utilisation thérapeutique de la mer pour les tuberculeux. L'efficacité de la Cure libre s'y trouve une fois de plus, implicitement démontrée, puisque les observations fournies sont relatives à des malades en Cure libre. Sauf erreur de ma part, ce travail constitue un nouvel et décisif appoint[1].

III

Le moment est venu de signaler les auteurs qui tout en maintenant la supériorité du sanatorium ne dénient pas ou ne dénient plus la valeur de la Cure libre.

Rien n'en saurait mieux marquer les progrès que le suggestif rapprochement de la première et de la deuxième édition (1895-1900) du travail de Knopf. L'auteur maintient toujours sa formule de 1895 : « le *traitement dans les stations libres de la phtisie pulmonaire en voie d'évolution est illusoire*. » Toutefois, en 1900, il admet des exceptions : « s'il s'agit de malades favorisés par la fortune, qui peuvent s'entourer de tous les soins

1. Lalesque, *La mer et les tuberculeux.* C. Naud, éditeur, Paris (pour paraître incessamment).

nécessaires, et s'il s'en trouve parmi eux dont la patience saura admettre et supporter, sans qu'une surveillance constante soit indispensable, la vie sobre et prudente qui leur convient. Il en est qui se soumettront strictement à tous les ordres du médecin. »

C'est un premier pas. Mais l'auteur ne s'arrête pas là. En effet, tandis que silencieux ou peu s'en faut, sur la question climat en 1895, il nous dit en 1900 : « Le meilleur climat pour un tuberculeux est celui qui lui permet de séjourner le plus longtemps possible à l'air libre, pendant le plus grand nombre de journées et avec le moins de danger. »

C'est, contrairement à la doctrine allemande, reconnaître la valeur du *facteur* climat. Knopf va plus loin encore, car, « l'expérience acquise ces dernières années » lui fait dire : « le traitement hygiéno-diététique en dehors d'un établissement peut être utile avec succès partout où l'air est pur et où la situation sociale du malade est telle qu'il puisse s'entourer de tous les soins hygiéniques et diététiques nécessaires pour la cure, et recevoir les visites fréquentes d'un médecin expérimenté en phtisiothérapie. Pour ces malades favorisés de la fortune et décidés à se soumettre strictement à tous les ordres du médecin, ce traitement n'est pas seulement possible, mais facile. »

C'est l'acceptation et la reconnaissance de la cure libre par l'un des plus ardents et des plus distingués partisans de la cure fermée.

C'est également un médecin, compétent en ces matières, directeur d'un sanatorium français, Léon Leriche[1], qui écrivait : « Le tuberculeux qui le peut, doit s'isoler, doit quitter et ses occupations et ses fréquentations habituelles. S'il est riche, qu'il aille avec un ou deux membres de sa famille qui se transformeront en infirmiers, c'est-à-dire en collaborateurs aveugles d'un médecin habile à soigner les tuberculeux ; qu'il aille s'enfermer dans une villa très choisie, d'une ville d'hiver, et qu'il ne songe pas à autre chose qu'à sa maladie et à sa guérison. »

1. Léon Leriche, Le sanatorium pour tuberculeux de la classe aisée, in *Gazette des Eaux*, 28 janvier 1904.

Henri Lamarque[1] reste partisan convaincu du sanatorium, mais déclare que la cure libre, dans les conditions d'installation, de milieu, qu'il précise, donne des « résultats satisfaisants, parce que la cure rationnelle a été ponctuellement suivie ». Il accepte le « home sanatorium » comme « la meilleure expression de la cure idéale ». Enfin, dit-il : « Les villas, les chalets des stations climatiques de Cannes, de Menton ou d'Arcachon, ne sont-ils pas des sanatoriums, les mieux disposés de tous, puisqu'ils réalisent au plus haut point, le système des pavillons séparés? » Nous sommes d'accord. Une seule question nous sépare, Lamarque et moi. Là où il voit des sanatoriums à pavillons séparés, je vois des instruments de cure libre; simple question de mots d'ailleurs, car le point important est l'idée de Lamarque et non le mot.

F. Dumarest[2], l'habile directeur du sanatorium d'Hauteville, préconise la cure fermée, combat la cure libre : « Non pas, dit-il, que la cure libre soit dénuée de toute valeur; mais elle donne des résultats plus incertains et, en tous cas, beaucoup plus lents. » Malgré les restrictions qui l'accompagnent, cette déclaration est bonne à signaler.

Enfin le professeur Brouardel[3], tout en préconisant le sanatorium pour les ouvriers et ceux dont les ressources sont nulles ou insuffisantes, reconnaît que les personnes aisées trouveront dans nos climats privilégiés, dans les stations thermales, les moyens de reconstituer leur santé.

Du sein des sociétés savantes, des colonnes de la presse médicale, la doctrine de la cure libre est passée dans les traités classiques.

C'est Manquat[4], si versé dans la science climathérapique, qui

1. Henri Lamarque, A propos d'un livre. La cure pratique de la tuberculose : cure libre et cure de sanatorium, in *Gazette des Eaux*, 27 janvier 1901.

2. Dumarest, Cure libre et sanatorium, in *la Lutte antituberculeuse*, 31 mai 1901.

3. Brouardel, Plan de campagne de la lutte contre la tuberculose en France (Discours à la séance publique donnée par le Bureau central international pour la lutte contre la tuberculose, le 5 mai 1903), in *la Lutte antituberculeuse*, 31 mai 1905.

4. Manquat, *Traité élémentaire de thérapeutique*, 4ᵉ édit., t. II, J.-B. Baillière et fils, éditeurs, Paris, 1900.

écrit : « Certains médecins ont cherché à faire du sanatorium un système absolu et nécessaire pour le traitement de la tuberculose. » En réalité, tous les principes de la méthode hygiénique « sont applicables à domicile chez les malades d'une fortune suffisante. »

C'est Marfan[1], pour qui le régime de vie adoptée dans les sanatoriums peut être appliqué dans les installations particulières ; il suffit de disposer d'un jardin et d'une guérite de bain de mer capitonnée et ouverte sur une des faces.

C'est Arnozan[2], pour qui « il est entendu d'ailleurs que le sanatorium même n'est pas indispensable ; ce qu'il faut c'est suivre dans un bon climat, la *cure d'air* et de *repos*. On peut parfaitement en réaliser chez soi toutes les conditions. »

C'est Gaston Lyon[3] qui, après l'exposé des principes fondamentaux de la cure d'air, déclare qu'elle se peut faire librement ou dans un sanatorium. Mais « nombre de malades peuvent éviter le séjour dans un sanatorium, séjour dont les avantages ne doivent pas faire oublier les inconvénients, et c'est avec raison que les médecins français ont élevé la voix récemment en faveur de la « cure libre » préférable pour les malades intelligents, disciplinés ou pourvus d'une aisance suffisante. »

La France qui, un jour, toutes proportions gardées, revendiquera la priorité de la cure libre, comme elle a revendiqué la priorité de l'unité de la tuberculose avec Laënnec, Grancher, Thaon ; la priorité de la contagiosité de la tuberculose avec Villemin, Chauveau, voit déjà la nouvelle doctrine infiltrer et gagner les pays étrangers, non seulement en théorie, mais en pratique.

1. MARFAN, *Traité de médecine de Bouchard et Brissaud*. Article : Phtisie pulmonaire, 2ᵉ édit., t. VII. Masson et Cⁱᵉ, éditeurs, Paris, 1901.
2. ARNOZAN, *Précis de thérapeutique*, 1ʳᵉ édit., t. II, Collection Testut. O. Doin, éditeur, Paris, 1902.
3. GASTON LYON, *Traité élémentaire de clinique thérapeutique*, 5ᵉ édit. Masson et Cⁱᵉ, éditeurs, Paris, 1905.

V

L'Allemagne d'abord vient de nous donner un spectacle des plus suggestifs. Dans ce pays où se soutenait le paradoxe que « le tuberculeux a plus de chances de guérison dans un climat relativement défavorable avec un sanatorium que dans un climat relativement idéal sans les avantages de l'établissement fermé », une récente discussion y battait en brèche cette doctrine. Le *facteur* climat, pour lequel nous avions tant bataillé en France, était enfin mis en cause.

C'était, à la Société berlinoise de médecine, dans la séance du 14 janvier 1905, que J. Katz soulevait la question[1], en étudiant les moyens de rendre plus efficace la cure dans les sanatoria. Il soutenait qu'on avait trop négligé jusqu'à ce jour l'importance du climat pour la cure des phtisiques. On a admis que l'organisation des sanatoria est possible dans n'importe quelles conditions climatiques ; c'est là une opinion qu'on doit définitivement abandonner. Il faut créer des sanatoria dans des localités dont le climat est propice aux tuberculeux (d'après le *Bulletin médical*).

Et Senator, intervenant dans la discussion, exprimait sa satisfaction de ce que Katz ait eu le courage de « nager » contre ce courant d'opinion, déjà moins violent qu'auparavant, mais encore très fort, d'après lequel le meilleur moyen de lutter contre la tuberculose consisterait à créer des sanatoria, sans prendre en considération le climat (*Bulletin médical*); puis il estime aussi que les tuberculeux au premier degré et les sujets simplement suspects de tuberculose devraient bénéficier des cures climatiques (*ibid.*).

Voilà une première acquisition, voilà une première manifes-

1. J. Katz, *Berlin, Klin. Woch.*, 2 février 1905. (D'après l'analyse faite par W. de H., *Bulletin médical*, 4 février 1905 : Résultats de la lutte contre la tuberculose en Allemagne. Les sanatoria. Le climat et les sanatoria.)

tation allemande en faveur des idées soutenues par la climathérapie française. Elle était bonne à enregistrer. Mais il y a plus.

En regardant de plus près, nous n'avons aucune peine de
trouver, dans ce pays, la mise en pratique de la cure libre. Je
fais allusion à ce que les Allemands appellent leurs *cures d'air de
passage*[1]. Cette institution, les « Erholungstaette », fonctionne
depuis le mois de mai 1900. Ces cures, placées aux environs des
grandes villes, ont pour but, entre autres, de faire suivre un
traitement aux malades atteints de tuberculose qui, pour une
cause quelconque et faute de place, ne peuvent être reçus dans
les sanatoriums populaires.

Les malades y viennent « respirer l'air pur, depuis le matin
jusqu'au soir, soit étendus au milieu de forêts de pins gigan-
tesques ou, en cas de mauvais temps, sous des abris couverts,
sur de bons fauteuils américains, soit jardinant ou jouant à des
jeux de plein air, sous la surveillance d'infirmières de la Croix
Rouge dévouées et entendues » (Friedler). Le soir venu, ils ren-
trent chez eux.

Quels en sont les résultats? Meyer nous le dit : « Les résultats
obtenus montrent qu'il n'y a rien de plus favorable pour les
différentes formes et les divers degrés de la tuberculose que ces
établissements.... Dans trois des cures d'air de passage, la plupart
de tous les malades étaient des tuberculeux; dans une cure d'air
de passage ils y figuraient pour plus de moitié. Et on y a envoyé
des tuberculeux dont le processus était plus ou moins avancé. »

Puis Meyer ajoute — et pesons la portée de ses paroles — on y
a reçu des malades « pour lesquels on avait prévu une cure dans
un sanatorium populaire » mais « qui ne peuvent y être admis,
faute de place. Au lieu de laisser ces malades dans leur situation
et vie misérables et peu hygiéniques, on les reçoit en attendant
à la cure, et il y a eu des cas de maladie récente tellement amé-

---

1. FRIEDLER, L'armement antituberculeux, in *le Correspondant*, 10 mars
1902.

J. MEYER, Les cures d'air de passage près de Berlin, in *la Lutte antituberculeuse*, 31 mars 1902.

RÉMOND, La lutte contre la tuberculose en Allemagne. Les cures d'air
aux environs de Berlin, in *Médecine Moderne*, 4 et 11 décembre 1901.

liorés par un long séjour dans une cure d'air de passage, qu'on n'a plus eu besoin de les envoyer au sanatorium. » Notons en plus qu'aucun traitement pharmaceutique n'a été employé pour ces malades.

Eh bien, je le demande, cette cure *diurne*, dans un simple pavillon-abri, en pleine forêt; cette pratique de la méthode hygiénique, avec ses guérisons hors d'un sanatorium et sans la surveillance constante d'un médecin, ne relève-t-elle pas de la cure libre? Avec leurs institutions des cures d'air de passage les Allemands ne nous donnent-ils pas la démonstration de la valeur, de la possibilité, de l'efficacité de la méthode française? Tout esprit, sans prévention, répondra, comme nous, par l'affirmative.

Pour terminer cet historique — que nous avons fait aussi complet que possible, la question n'ayant pas été traitée jusqu'à ce jour — nous signalerons encore deux travaux étrangers.

Minor[1] se demande si la cure hygiéno-diététique de la tuberculose pulmonaire est possible en dehors des sanatoria, et se déclare partisan de la cure individuelle des tuberculeux. « Mais la partie la plus intéressante de ce mémoire a pour objet la collaboration apportée par le malade à la tâche du médecin. Déjà Lalesque (d'Arcachon) recommande de confier à une garde expérimentée le soin de noter jour par jour la température, le sommeil, l'expectoration, la toux, la transpiration, le poids du tuberculeux soumis à la cure libre. J. Minor va plus loin : c'est le malade lui-même qui doit relater toutes les péripéties et tenir à jour un schéma, véritable observation médicale qui sera, pour le médecin, un guide d'une grande utilité. J. Minor pense, également, que c'est là le véritable moyen d'obliger le malade à s'observer, de lui faire comprendre la nécessité des règles hygiéniques prescrites et de lui donner la force morale indispensable pour s'y conformer. » (*Revue internationale de la tuberculose.*)

1. MINOR, Traitement hygiénique des tuberculeux en dehors des sanatoria, *The New-York Méd. Journ.*, 21 décembre 1901, 11 janvier 1902. (Analyse in *la Revue internationale de la tuberculose*, n° 4, avril 1902.)

Enfin Rischawy[1] vient de répondre à un travail de Jesser[2] vantant le sanatorium et critiquant les stations de cure libre. Rischawy au contraire recommande les stations climathérapiques.

Son travail est « donc l'indice de la réaction qui, en Allemagne même, se fait contre les sanatoria; et en cela il mérite d'être signalé ». (*Journal de Physiothérapie*, 15 août 1903.)

1. RISCHAWY, Traitement des phtisiques dans les stations climatiques, in *Wiener Klinische Rundschau*, n° 15, 1903, p. 20. (Analyse in *Journal de Physiothérapie*, 15 août 1903.)

2. JESSER, in *Centrablatt fur innere Medizin*, n° 25, 1902.

LA CURE D'AIR

Le tuberculeux, quelle que soit la forme de sa maladie, quelle que soit la période anatomique ou la complication intercurrente, doit vivre en air pur, frais, renouvelé. Par tous les temps il doit être soumis à l'aération diurne et nocturne, à la suraération, selon le terme de Legrand (de Biarritz). Le froid, la chaleur, la sécheresse ou l'humidité, le vent ou la pluie, le brouillard ou la neige ne sauraient, en aucun cas, devenir une contre-indication à cette aération continue.

I

Cette pratique est-elle facile en cure libre?

On a nié sa possibilité : « Il ne faut pas se le dissimuler, dit Frottier[1], l'aération continue n'est pas acceptée sans récrimination par le public, car elle heurte de front les préjugés les plus enracinés.... Aussi une des premières difficultés qui se présentent, c'est de faire accepter la cure d'air. »

Nous retrouvons cette même affirmation dans beaucoup d'autres publications. Telle par exemple, dans l'article de Dumarest[2]. « Dans les milieux aisés, intelligents, parmi des familles qui ont tout abandonné pour suivre et « soigner » leur malade, il

1. L. FROTTIER, Le facteur moral dans le sanatorium, in *l'Œuvre antituberculeuse*, 30 avril 1900.
2. DUMAREST, *loc. cit.*

faut toute une diplomatie pour arriver (sans être jamais sûr) à une application à peu près passable de la cure d'air et pour vaincre les préjugés saugrenus d'un entourage dont la néfaste sollicitude est imposée aux malades. » Et pour Marfan[1], « les malades en liberté ont beaucoup de peine à exécuter minutieusement les pratiques sur lesquelles est bâti le régime de l'aération permanente ».

Ce sur quoi, en présence de ces objections, je dois plus particulièrement insister, c'est comment nous obtenons de nos malades la soumission à la cure d'air continue et comment nous la leur faisons pratiquer, dans toute son intensité.

Les malades pour qui toute l'hygiène consiste à se calfeutrer en air confiné, ruminé, toxique; à s'étioler en atmosphère sèche, surchauffée à 20° et plus, par crainte d'un refroidissement ou d'un rhume, sont aujourd'hui en *minorité*[2].

Comment leur faire adopter la doctrine de l'aération continue, véritable paradoxe à leurs yeux? Par une conviction profonde, doublée d'une réelle ténacité, ne désarmant jamais, en sachant gagner leur confiance.

A cet effet, après un exposé clair et presque quotidien sur la raison d'être et la nécessité de la suraération, après leur avoir dit que le simple changement de climat ne suffit pas à leur guérison, — ce serait trop facile et trop beau — que l'air est un médicament dont ils doivent apprendre l'usage; après leur avoir démontré qu'on ne s'enrhume pas en respirant l'air extérieur, renouvelé, froid ou chaud, sec ou humide, mais qu'on s'enrhume par la peau, par les extrémités, en perdant du calorique, cédé au milieu ambiant; qu'on évite cette déperdition de chaleur par l'enveloppement approprié du corps et des extrémités, il faut, et de plus, et surtout, les entourer d'une sollicitude constante, tant dans leur intérêt que dans celui du médecin, auquel le moindre incident, le moindre insuccès, fussent-ils dans l'évolution normale de la maladie, seraient imputés.

1. Marfan, *loc. cit.*
2. J'écrivais le contraire dans mon livre, en 1897. On peut juger par là des progrès réalisés, aujourd'hui, dans l'esprit des malades et du public,

Manifester cette sollicitude, c'est régler jusque dans ses moindres détails l'installation du malade. C'est lui montrer, pour l'aération diurne, dans le salon, la véranda ou le jardin, selon le beau ou le mauvais temps, selon la direction du soleil et du vent, l'emplacement de la chaise longue. C'est, pour l'aération nocturne, indiquer la position du lit, choisir la porte ou la fenêtre à ouvrir, donner les proportions de cette ouverture, marquer la direction du paravent destiné à protéger le malade de l'arrivée trop directe de l'air.

Lorsque, ralliés, ces malades pratiquent la cure d'air, pendant la période diurne pour commencer et que, selon la loi commune, au cours de cette aération diurne, leur toux a diminué d'intensité et de fréquence, le soir ou la nuit, dès qu'ils s'enferment, et qu'à l'air pur ils substituent l'air confiné, la toux réapparaît. Elle semble d'autant plus pénible, que pendant quelques heures elle s'était fait oublier! Dès lors, la confiance du malade s'ébranle; et nous entendons cette phrase, toujours la même : « Docteur, selon votre insistance, j'ai laissé la fenêtre ouverte toute la journée; aussi le soir, la nuit, ai-je beaucoup toussé; j'ai pris froid, je me suis enrhumé. »

La réponse est facile. Dire au malade qu'il interprète les faits à rebours, qu'il n'a pas pris froid, qu'il ne s'est nullement enrhumé, comme il ressort de l'auscultation pratiquée à l'instant même; qu'il a toussé dans la soirée, après un répit de quelques heures, parce qu'il a fermé la fenêtre, parce qu'il a cessé de vivre en air pur; qu'en la laissant ouverte plus longtemps, il serait resté plus longtemps sans tousser; c'est lui dire la vérité. Cette vérité n'en constitue pas moins, pour lui, un étonnement. Mais la conviction du médecin le pénètre, il recommence l'expérience; la toux s'amoindrit pour reprendre avec la cessation de la cure d'air. Alors il est convaincu, conquis et tout marche sans à-coups.

Voici parmi tant d'autres, un exemple de ce qu'on obtient en cure libre.

Après un séjour consécutif de deux années à Alger, un malade, porteur de craquements humides des deux sommets, se rend, au mois de juillet 1894, dans le sud-ouest atlantique français, dont la température lui paraît froide. Aussi, complètement ignorant de la cure d'air, résiste-t-il à nos premières indications d'aération continue. Que devint cette résistance? Le 5 mars 1895, tout le sud-ouest subissait une tourmente de neige. Le lendemain 6, notre malade est en pleine forêt, sur la neige, pratiquant la cure d'air, étendu dans un hamac.

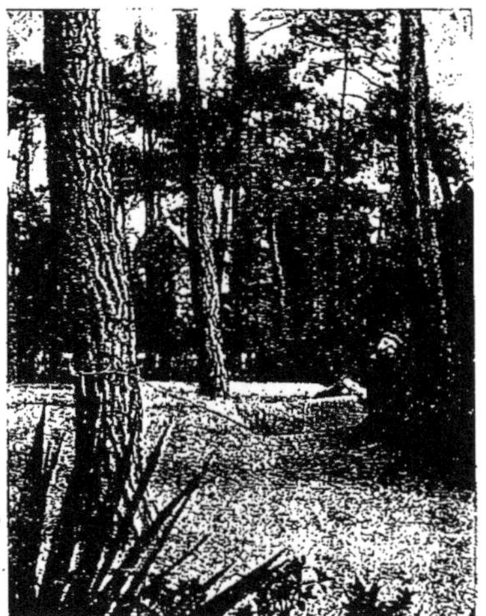

Fig. 1.
Cure en hamac, par temps de neige.

De même nous le retrouvons encore se suraérant, sans interruption, du 18 au 22 janvier 1898, alors que le thermomètre oscille entre 0° et 5°, et que le tracé fourni par l'hygromètre enregistreur représente une ligne droite, marquant un état hygrométrique de 85°.

Avec les malades, aujourd'hui les plus nombreux, qui possédent quelques bonnes notions d'hygiène et que leur médecin traitant a déjà mis au courant et de l'importance et de la nécessité de la cure d'air, avec eux, notre rôle est facile. Il suffit de leur donner quelques indications précises, de les mettre en garde contre les erreurs de technique possibles. Ils acceptent la méthode facilement, la pratiquent vite avec intelligence et docilité.

II

La cure d'air est praticable partout. Toutefois, certaines conditions atmosphériques la rendent plus maniable. « Elle est beaucoup plus facile à réaliser dans les régions où la température ne

présente que de faibles oscillations, où le soleil pénètre largement, où l'air est pur et sans brouillards, où le sol est sec. »
(Marfan.)

Voilà pourquoi la France climathérapique, avec son littoral
méditerranéen au climat sec et lumineux, avec son sud-ouest
atlantique au climat doux et stable, prévaudra dans l'avenir,
comme elle a prévalu dans le passé, contre les régions froides
et neigeuses. Voilà pourquoi le climat, plus qu'un adjuvant, est
un agent thérapeutique.

Mais si l'aération nocturne — en particulier — est toujours
plus facile *sub cœlo nostro*, parfois nous subissons des températures hivernales qui, quoique passagères, sont rigoureuses,
toutes proportions gardées.

Malgré ces intempéries, la technique de la suraération doit
rester invariable. Les basses températures ne contre-indiquent
pas la cure d'air. « Quant au froid, dit Lauth, à supposer qu'il
soit excessif, il n'est jamais un obstacle au séjour en plein air ;
il suffit d'être suffisamment couvert, d'avoir les extrémités
chaudes pour perdre la notion de la température extérieure.
Quoi qu'il en soit, il faut savoir qu'on peut, même par les temps
les plus rigoureux, dormir dans une chambre dont les fenêtres
sont ouvertes. » Sabourin n'admet pas de demi-mesures. La
fenêtre doit, en tout temps, sans contre-indications, rester largement ouverte. Aux altitudes, « le séjour sous les galeries cou-
vertes commence à sept heures du matin, n'est interrompu que
pour le déjeuner et le dîner, et se termine à dix heures du soir,
même s'il pleut ou neige et si le froid extérieur dépasse 20 degrés »
(Regnard).

En France, la suraération nocturne rencontre encore quelques
résistances. Qu'un refroidissement atmosphérique survienne,
beaucoup de malades et trop de médecins hésitent. C'est un
tort. Pourquoi une méthode efficace ailleurs serait-elle mauvaise
chez nous ? Pourquoi le refroidissement nocturne, d'ailleurs relatif
dans nos climats, serait-il dangereux, à l'inverse de ce qui s'observe dans les sanatoriums des hautes montagnes ? Aussi bien,
ne doit-on pas l'oublier, un fait d'observation domine toute consi-

dération théorique : la claustration est toujours préjudiciable au tuberculeux. L'aération nocturne ne saurait donc subir le contre-coup d'un hiver rigoureux. Telle est ma conviction, basée sur l'expérience ; d'où ma technique.

Pour ne parler que d'une époque rapprochée, rappelons les froids de janvier, février 1901. La nuit, dans la forêt d'Arcachon, le thermomètre a marqué plusieurs fois 0°, et, chiffres exceptionnels : — 5°, — 6°, — 7°.

Au cours de cette période froide, l'aération nocturne n'a été suspendue pour aucun de mes malades. Chez les mieux entraînés, les plus endurcis, la fenêtre restait largement ouverte, sans souci de la température ambiante. Non point que la température nocturne de l'appartement du tuberculeux n'ait préoccupé les médecins. Ainsi par exemple, de nombreuses recherches, celles d'Onimus en particulier, l'ont établi : pendant la nuit, l'équilibre ne s'établit pas entre la température extérieure et la température d'un appartement largement ouvert et sans feu. Celle-ci reste toujours plus élevée de quelques degrés. Par contre, cela se conçoit, cette résistance de l'appartement ouvert à l'abaissement thermique extérieur ne suffit pas toujours à maintenir la température intérieure au degré de chaleur considéré comme indispensable par quelques observateurs. Nicaise voulait cette température de la chambre à 8 ou 10°. D'après Knopf, « quand il fait très froid, il est nécessaire de chauffer la chambre pour que la température ne descende jamais au-dessous de 10° » ; au-dessous de 8°, pour Bouchard. S'il est nécessaire, on allumera du feu pour maintenir cette température à 8°, dit Manquat. Chuquet le reconnaît, sans inconvénients, la chambre du tuberculeux reste à une température de 5 à 6° et même moins.

Je suis plus près de cette dernière opinion. Le degré de chaleur intérieure importe généralement peu. La majeure partie des malades supporte le froid sans inconvénients. En voici la preuve.

Le tableau comparatif ci-après donne le minimum de la température nocturne de l'air dans la forêt d'Arcachon (février 1901). et le minimum de la température intérieure, cette dernière relevée à un thermomètre placé à la tête du lit du malade, dans une chambre sans feu, et largement ouverte toute la nuit.

Dates.	Températures	
	Extérieure.	Intérieure.
6	— 0°,0	+ 4
7	— 0°,1	+ 4
8	— 3°,6	+ 4
9	— 3°,3	+ 4
10	— 2°,5	+ 5
11	— 3°,8	+ 5
12	— 1°,6	+ 4
13	— 3°,2	+ 3
14	— 3°,3	0
15	— 6°,8	0
16	— 7°,0	+ 2
17	— 3°,1	+ 4
18	— 0°,2	+ 4
19	— 1°,8	+ 2
20	— 3°,1	+ 2
21	— 3°,0	+ 2
22	— 3°,4	+ 2
23	— 4°,5	+ 2
24	— 2°,8	+ 4
25	— 2°,4	+ 5

La lecture de ce tableau indique l'existence de grands froids nocturnes, — grands pour la région, — comme aussi le défaut d'équilibre entre la température extérieure et celle de l'appartement, celle-ci restant encore fort basse.

Or, les tuberculeux entraînés à la suraération nocturne en éprouvent un tel bien-être, résultant de l'inhalation d'air pur; de la production d'un sommeil calme, réparateur; de la suppression des sueurs; de la diminution ou de la cessation de la toux, que, dans aucune circonstance, ils n'admettent et n'acceptent qu'on puisse atténuer cette aération. Il en est advenu ainsi pour nombre de mes malades, pendant la période froide relatée ci-dessus. Tout comme en plein été, ils laissent les fenêtres largement ouvertes; quelques-uns même sans interposition du paravent entre la fenêtre et leur lit. Fait remarquable, les plus intransigeants sont ceux qui portent les lésions pulmonaires les plus étendues : tant il est vrai que cette suraération est compensatrice de l'amoindrissement de leur champ respiratoire.

Voici quelques exemples :

A...., garçon, 17 ans. Vaste caverne du côté gauche, ancienne de deux ans, en activité depuis quinze jours (suppuration augmentée, fièvre vespérale à 38°, 38°,5). Ramollissement de tout le lobe supérieur droit. Le 8 janvier 1901 : glace dans le pot à eau de la chambre.

B...., homme, 26 ans. Pneumonie caséeuse, il y a six mois, ayant entraîné la fonte et l'élimination de tout le lobe supérieur du côté gauche en avant et en arrière. Signes d'une amphore superficielle simulant un pneumothorax. Suppuration active (deux verres de pus par jour). Petite fièvre vespérale. Le 16 février, a trouvé le contenu de son crachoir de nuit gelé sur sa table.

C...., jeune fille, dix-neuf ans. Caverne moyenne au sommet droit, en arrière. Infiltration ramollie sous la clavicule, contournant la ligne axillaire et aboutissant à la fosse sous-épineuse. Sans fièvre. État général excellent. A gagné 24 kilogrammes en sept mois. Le 24 février, sur sa table de nuit, un verre d'eau alcoolisée gèle.

D...., garçon, dix-sept ans. Pneumothorax partiel à la partie moyenne et antérieure du côté gauche. Ramollissement circonscrit aux deux premiers espaces inter-costaux du même côté. Apyrexie. Bon état général. A gagné 7 kilogrammes en trois mois. Le 7 janvier, mince pellicule de glace dans une tasse de lait sur sa table de nuit.

Le bien-être obtenu par cette suraération n'est pas spécial aux tuberculeux. Je l'ai observé chez des nerveux. Un adulte, vingt-six ans, intellectuel surmené, écrit sur son cahier d'observations : « Je laisse ma fenêtre largement ouverte la nuit. Je ne fais aucun feu dans ma chambre; je me couvre soigneusement. Il y a de la glace dans mon pot à eau. Je dors à merveille. Je respire à pleins poumons, c'est exquis. »

Tel autre malade est une jeune fille de vingt ans, hystérique, qui, arrivée ici, habituée à n'user que d'eau chaude, même en boisson, à ne vivre qu'en atmosphère surchauffée, maigre, sans appétit, est entraînée peu à peu à une hygiène rationnelle. En février, elle dort tout ouvert, et, le matin, n'hésite pas à faire ses ablutions froides, quoique ayant trouvé une mince pellicule de glace dans l'eau de son tub. Malgré les instances maternelles, elle ne consent ni à amoindrir l'ouverture de la fenêtre, ni à laisser allumer le feu. « Je dors trop bien, j'ai trop bon appétit, je suis trop calmée pour rien modifier à mon régime », dit-elle.

Je pourrais citer d'autres faits de même ordre. Quant à mes malades moins entraînés, moins endurcis, ils ne cessèrent point l'aération nocturne directe. Du feu maintient la température de la chambre entre 5° et 8°.

III

Pour bénéficier (sans inconvénients, pendant les jours froids) de la suraération nocturne, le malade doit prendre certaines précautions faciles autant qu'efficaces.

Tout d'abord, le décubitus horizontal — fait d'observation — est un bon élément de défense contre le refroidissement. Dans cette attitude, la déperdition de calorique se réduit au minimum.

Au moment du coucher, faire, sur tout le corps, région par région, une friction soit à sec, soit à l'aide d'un gant de flanelle ou de crin imbibé d'un liquide aromatisé, alcoolisé, térébenthiné, etc. : bonne méthode ayant pour résultat non seulement d'activer la circulation périphérique, mais, en plus, d'actionner le système nerveux.

Pour tout vêtement — point essentiel — porter une longue et ample chemise de flanelle, d'épaisseur variable selon les susceptibilités, hermétiquement close autour du cou et des poignets. Couvrir le malade de couvertures en belle laine légère. Mettre une bouillotte d'eau chaude au fond du lit, ou bien encore ajouter un couvre-pieds ouaté, léger. Proscrire les couvertures de coton, défendant mal du froid, et d'un poids incommodant. Veiller avec soin que la famille, mal inspirée, n'amoncelle pas sur le malade

couvertures, édredons, vêtements amenant trop souvent la transpiration.

Ne pas croire cependant que la suraération nocturne, par les
grands froids, même dans les climats tempérés, ne puisse donner
lieu à quelques inconvénients. Les connaître, c'est les éviter.

Les malades peuvent se plaindre, au réveil, de mal de gorge
(pharyngite légère, amygdales rouges, enrouement passager).
Ces malades respirent mal, dorment, la bouche ouverte. Pendant
le jour, il faut les entraîner à la respiration physiologique par les
voies nasales, leur faire discipliner leur respiration comme ils
disciplinent leur toux. D'autres se plaignent d'une légère céphalée.
Un foulard de soie ou un bonnet de nuit remédie à cet inconvénient. De même, observe-t-on des douleurs rhumatoïdes de la
nuque, des épaules, évitées par le port d'une chemise de flanelle
plus montante, plus épaisse, et par la pratique des frictions au
coucher et au réveil.

L'aération continue est susceptible, de même, de produire la
variété la plus fréquente de la froidure au premier degré, l'enge-
lure, résultant plutôt de l'action plusieurs fois répétée du froid
que de l'intensité de la réfrigération. Son siège de prédilection
aux doigts montre la prépondérance de l'aération diurne sur son
apparition. Aussi, par les grands froids continus, ai-je coutume
de faire porter de gros gants de laine à mes malades.

Tous ces inconvénients — on ne saurait dire accidents, tant
ils sont légers — sont passagers et évitables. En aucun cas, pour
un même malade, ils ne sauraient contre-indiquer la suraération,
dont « l'importance ne le cède en rien à celle de l'alimentation ».

Voilà comment nous procédons en cure libre, voilà ce que
nous obtenons de nos malades.

LA CURE DE REPOS

La Cure de repos est le complément indispensable de la cure
d'air. Mais tandis que cette dernière doit être appliquée à tous les
cas, par contre nous restreignons les indications de la cure de
repos.

I

Moins généralement connue et moins généralement pratiquée,
il nous semble bon d'exposer en deux mots et sa raison d'être et
sa nécessité.

Un principe domine toute la thérapeutique de la tuberculose
pulmonaire : le malade, pour lutter contre son mal, doit arrêter
d'abord, réparer ensuite sa déchéance générale. En d'autres
termes, ses recettes doivent être totales et ses dépenses réduites
au minimum le plus strict. A cet effet, il lui faudra trouver, et
dans son alimentation et dans son assimilation, une triple ration :
de *réparation*, d'*entretien*, d'*épargne*. Voilà pour ses recettes
totales.

Et il aura réalisé le strict minimum de ses dépenses, lorsque
la ration d'épargne sera, à elle seule, supérieure aux deux autres
réunies : entretien, réparation.

C'est par le repos qu'il réalisera cette épargne. En effet, la phy-
siologie nous apprend que l'exercice, c'est-à-dire le travail musculaire, augmente à la fois et les combustions respiratoires et les

combustions intra-musculaires. Cet accroissement est de beaucoup supérieur à ce qu'on pourrait supposer.

Voici, d'après Hirn, cité par Laulanié[1], un tableau comparatif des combustions respiratoires, exprimées en poids d'oxygène consommé par kilogramme et par heure, à l'état de repos, et après exercice, chez l'homme sain.

SUJETS D'EXPÉRIENCE	POIDS D'OXYGÈNE CONSOMMÉ PAR HEURE ET PAR KILOGRAMME		ACCROISSEMENT DES COMBUSTIONS DU TRAVAIL
	PENDANT LE REPOS	PENDANT LE TRAVAIL	
Jeune homme de 18 ans.	0 gr. 75	1 gr. 98	2,5
Jeune homme de 18 ans	0 gr. 43	1 gr. 74	4,04
Homme de 42 ans.	0 gr. 44	1 gr. 90	4,5
Homme de 42 ans.	0 gr. 59	1 gr. 68	4,5

De ce tableau très démonstratif, il résulte que, non seulement l'exercice accroît les combustions respiratoires, mais que cet accroissement va jusqu'à les quadrupler.

Or, qui dit combustion, dit usure, c'est-à-dire dépenses à réparer. Et s'il est vrai que l'homme sain peut, impunément, augmenter ses combustions organiques, faire des dépenses vite réparées, il n'en saurait être de même du tuberculeux, aussi longtemps du moins que sa ration d'épargne n'aura pas excédé l'*entretien* et la *réparation*.

Là est la raison d'être et la nécessité de la cure de repos.

1. Laulanié, L'énergétique musculaire, *Encyclopédie des aide-mémoire* dirigée par Léauté. Masson, Gauthier-Villars fils, édit., Paris.

II

Nous imposons la cure de repos absolu, indistinctement à tous les fébriles, quelles que soient l'allure et l'origine de leur fièvre, et aussi longtemps que dure la fièvre.

On comprend aisément combien il serait pernicieux, pour ces malades, de surajouter l'accroissement des combustions, né du travail musculaire, aux combustions si rapides, si intenses de la fièvre.

Et il est merveilleux de voir combien la cure de repos, associée à la cure d'air, non seulement supprime l'accroissement des combustions liées au travail musculaire, mais encore atténue et supprime des manifestations fébriles, déjà anciennes, ayant résisté à des doses intensives de médicaments, réputés antithermiques, et dont le plus sûr effet, trop souvent, est de fatiguer l'estomac[1].

La cure de repos, *complète* chez les fébricitants, sera seulement *relative* chez les tuberculeux apyrétiques. Mais là encore, le thermomètre dira l'opportunité de ce repos relatif; il en fixera la durée, l'intensité. Ce serait une faute de se fier aux impressions du malade.

Que de tuberculeux nous arrivent qui, n'ayant jamais fait usage du thermomètre, se croient sans fièvre, alors qu'en réalité, chaque soir, leur température oscille autour de 38° C., donnant un degré d'écart entre la matinée et la soirée.

Le fâcheux effet de cette constatation est d'ailleurs vite effacé chez eux, par la constatation du retour de la température vespérale à la normale, sous la seule action du repos.

C'est que, chez la plupart de ces malades, l'élévation thermique vespérale est uniquement due à l'exagération des combustions organiques, par l'exercice. C'est la *fièvre de surmenage*.

De tout ce qui précède, résulte clairement la nécessité de sur-

---

1. Dans mon travail de 1897, j'ai publié plusieurs tracés termographiques relatant toutes ces diverses actions de la cure de repos, absolue ou relative, sur la température des tuberculeux.

veiller longtemps, thermomètre en main, l'état des combustions organiques, c'est-à-dire des dépenses chez les tuberculeux, surtout au moment du passage de la cure *complète* à la cure *relative*.

Outre le thermomètre, la balance fournira de précieuses données, sur l'état budgétaire organique du tuberculeux. Selon que la courbe des pesées augmentera ou diminuera, il y aura lieu, parallèlement, de diminuer ou d'augmenter la durée de la cure de repos.

En tout état de cause, pendant de longs mois, même après la cessation de toute fièvre, même après le retour au poids normal, le tuberculeux devra, chaque jour, faire plusieurs heures de chaise longue, dans l'intervalle de ses exercices, soit passifs (voiture, bateau), soit actifs (marche, cheval, tennis, etc.).

III

C'est à l'occasion de la cure de repos, que les procédés de la Cure libre se sont trouvés tout particulièrement critiqués. « Arrive-t-on à la cure d'air, c'est aux dépens de la cure de repos ; on veut à tout prix sortir les malades, les faire promener « pour leur donner de l'appétit », personne ne consent ou ne consent longtemps à laisser au lit un malade fébricitant » (Dumarest[1]).

Gaston Lyon[2], l'un des défenseurs de la Cure libre, dit cependant à propos de la cure de repos, que « sous le climat méditerranéen les malades qui pratiquent la cure libre ont de la peine à résister à la tentation de se promener au soleil lorsqu'ils viennent d'abandonner un climat froid et humide, un appartement obscur. L'inobservance du repos sur le littoral méditerranéen est la cause principale des insuccès fréquents du traitement chez toute une catégorie de malades peu dociles ».

Avant Lyon, en 1900, Guiter[3] reconnaissait, pour deux stations,

1. DUMAREST. *loc. cit.*
2. GASTON LYON, *loc. cit.*
3. GUITER, *loc. cit.*, in *la Presse médicale*, 31 janvier 1900.

la légitimité des critiques formulées par Romme (in *Presse médicale*) sur cette inobservance des lois de la cure.

Eh bien, si tels sont les faits, je n'hésite pas à le dire, la responsabilité, d'ordinaire, en incombe plus au médecin qu'au malade.

D'ailleurs les médecins de la Riviera ont répondu. G. Daremberg[1], dans son livre, nous montre qu'il a su et pu obtenir cette cure de repos. Chuquet[2] écrit : « Dans le Midi méditerranéen, il nous est chaque année de mieux en mieux prouvé que le meilleur moyen de guérir les tuberculeux est de les maintenir au repos, soit dans leur chambre, soit dans le jardin de leur hôtel ou de leur villa. Ce n'est pas sans de longs débats qu'on aboutit à ce résultat. Les malades nous arrivent avec la pensée qu'ils ont quitté leurs résidences sombres et froides pour faire de l'exercice à l'air et au soleil. Il est dur de les détromper, mais nous avons la conviction que c'est un devoir. » Après lui, Hérard de Bessé[3] ne disait-il pas : « Ce serait une grande erreur de croire qu'il nous est difficile d'obtenir de nos malades la vie végétative, contemplative nécessaire au tuberculeux. »

En effet, il n'est pas plus difficile d'obtenir, en cure libre, la pratique du repos que la pratique de la suraération. Il faut pour cela employer le même procédé : convaincre son malade et l'entourage, en donnant les explications nécessaires; en revenant, sans cesse, sur la raison d'être de cette cure de repos, raisons qu'il est facile de simplifier, de schématiser, pour ainsi dire, afin de les mettre à la portée de tous. Il faut, comme pour la cure d'air, de la part du médecin : conviction, ténacité, fermeté, sollicitude.

Et puis le thermomètre est là qui confirme les dires du médecin et qui éclaire le malade. Or, nous savons tous combien le tuberculeux a la terreur de la fièvre et de la perte de poids. Fait-il une infraction, le thermomètre monte. N'observe-t-il pas un repos

<hr>

1. G. Daremberg, *loc. cit.*
2. Chuquet, *loc. cit.*
3. Hérard de Bessé, A propos de l'article : Le pour et le contre du sanatorium, in *Gazette hebdomadaire de médecine et de chirurgie*, 23 janvier 1902.

relatif suffisant, son poids diminue. Ces constatations ont vite fait de convaincre et de corriger le malade.

Pas plus que pour l'aération je n'ai de difficultés à imposer le repos. Pendant des mois entiers, nombre de mes malades ont observé le repos absolu, comme en témoignent les courbes thermométriques de mon travail[1]. Et, comme le rappelaient Chuquet, puis Malibran[2], de la stricte observance des lois de la cure hygiénique dépendent (en grande partie du moins) les résultats que j'ai pu obtenir et publier.

Et je termine : 1° en déclarant que pour obtenir du malade, la pratique de la cure de repos complète ou relative, il suffit de mettre sous ses yeux la courbe de ses températures et la courbe de ses pesées ; 2° en prouvant, par un exemple, que cela suffit réellement.

Cet exemple, je l'extrais du cahier d'observation d'un de mes malades, cahier rédigé sur ce type de schéma dont nous aurons à nous entretenir à propos de la *surveillance en Cure libre*.

Ce relevé mérite d'être lu avec attention ; car il prouvera quel concours intelligent on peut obtenir de l'entourage familial, tant discrédité par les partisans de la cure fermée ; il montrera, de plus, avec quelle rapidité on peut faire de la famille une aide intelligente.

Mercredi 10 mars 1897 (cinquième jour de la cure).

Nuit. — Très bonne (9 h. 1/2 à 8 h.).

Température. — Matin 36°,6 ; soir 38°,5.

Transpiration. — Nulle.

Toux. — *Nuit* : un coup le soir au coucher, un petit coup dans le courant de la nuit.
    Réveil : 0.
    Matinée : 0.
    Soirée : 0.

Expectoration. — Nulle.

Alimentation. — 8 h. 1/2 : chocolat, petit pain, croissant, beurre.

---

1. F. LALESQUE, *La mer et les tuberculeux.* C. Naud, éditeur, Paris (pour paraître incessamment).

2. MALIBRAN, Menton, station d'hiver, in *la Presse médicale*, 2 octobre 1897.

Midi : 2 œufs, 70 grammes viande crue, lait, veau, côtelette, dessert (appétit assez bon).

4 h. 1/2 : un verre de lait, gâteau sec.

Dîner : 2 œufs, 65 grammes viande crue, lait, poisson, bœuf-mode, poulet, un peu de dessert (appétit assez bon).

9 h. : un grog.

Intestin. — Une selle (6 h. 1/2 S.).

Traitement. — Friction générale à 8 h. M. ; 2 sinapismes à 9 h. S.

Cure d'air. — Fenêtre de la chambre à l'Est, ouverte à 7 h. S. et fermée à 8 h. M. Chaise-longue dans le salon, près de la fenêtre ouverte de 9 h. 1/2 à midi. Déjeuner fenêtre ouverte. Promenade à pied de 2 h. 1/2 à 5 h. ; forêt (Moulleau). Toutes les fenêtres de l'appartement ouvertes jusqu'à 6 h. S.

Observations. — L'appétit reste assez bon. *La température du soir n'a jamais été aussi élevée.*

Ainsi, au cinquième jour du traitement, la famille signale l'élévation thermométrique vespérale. J'examine le malade (tuberculose du sommet droit, période d'induration), puis mon examen terminé j'inscris sur le cahier, pour bien résumer mon appréciation et pour bien préciser mes indications : « Température du soir, probablement de *surmenage*. La mère reconnaît que tout le monde était très fatigué à la suite de cette marche prolongée, *dans les sables*. Le malade ne doit pas dépenser, par conséquent ne doit pas brûler. La recette doit être totale et la dépense nulle jusqu'à nouvel ordre. »

« Donc suppression de la marche, sauf dans le jardin de l'hôtel, vingt minutes à onze heures et vingt minutes à quatre heures. »

A partir de ce jour (le cinquième du traitement), il ne fut pas fait une seule infraction à la cure de repos. Après deux longues saisons de cure, le malade a complètement guéri. Il est aujourd'hui (1904) militaire.

LA DISCIPLINE DE LA TOUX

Après examen d'un tuberculeux venu pour se soumettre à la cure climathérapique, j'ai coutume de résumer, en quelques formules concises, les règles fondamentales de cette cure. Au nombre de ces formules figure la suivante : *Ne pas tousser sans cracher*. Qu'est-ce à dire?

I

La toux est un phénomène réflexe, un acte respiratoire modifié, — tout comme l'effort, le bâillement, le hoquet, le rire, l'éternuement — que caractérise une expiration brusque, faisant vibrer les lèvres de la glotte rétrécie, ébranlant le thorax de secousses variables en leur fréquence, en leur intensité.

Elle est « une réaction de défense de l'organisme à une excitation périphérique dont le point de départ est presque toujours une des terminaisons sensitives du pneumogastrique, étalées de la muqueuse des cordes vocales aux dernières ramifications bronchiques » (Martinet).

Mais le point initial de cette excitation périphérique — qu'elle prenne la voie centripète du vague, du trijumeau ou de tout autre nerf sensoriel — peut siéger en dehors des voies respiratoires proprement dites. Telles les excitations parties de la plèvre, des ganglions médiastiniques, du pharynx, des fosses nasales, de l'estomac, de l'intestin, etc.

La toux provoquée par les excitations venues de ces divers organes est dite toux réflexe, terme certainement impropre, car la toux est toujours réflexe, mais consacré par l'usage. Mieux vaudrait physiologiquement la qualifier toux extra-respiratoire, par opposition à la toux provenant de l'arbre laryngo-broncho-pulmonaire : toux respiratoire. Dans la pratique, cette désignation nouvelle, loin de préciser les choses, y apporterait la confusion.

Le tuberculeux subit les secousses expiratoires de ces deux variétés de toux. Mais la variété la plus fréquente, chez lui, est la toux qui relève uniquement de l'excitation du nerf sensible des voies respiratoires, à sensibilité variable il est vrai: obtuse au-dessous de la glotte, exquise au-dessus de celle-ci, dans le larynx en particulier.

Seule, cette dernière variété de toux peut être disciplinée: la toux dite réflexe échappant à toute action autre que l'action médicamenteuse.

II

Trois ordres de phénomènes, dans la tuberculose pulmonaire, provoquent l'irritation des extrémités sensitives du pneumogastrique. Deux sont communes à toutes les maladies des voies respiratoires : inflammation de la muqueuse, présence des produits de sécrétion morbide. Le troisième relève du tubercule même, jouant le rôle de corps étranger (petite toux sèche du début, en particulier).

Quel que soit celui de ces trois agents — inflammation, produit de sécrétion, tubercule — qui provoque les filets sensoriels du vague, la sensation accusée par le malade est identique. Selon sa propre expression, il éprouve, dans la gorge, un picotement pénible, un chatouillement agaçant qui le force de tousser. S'il pouvait faire cesser ce picotement, arracher de sa gorge ce qui tant l'incommode, il ne tousserait plus, lui semble-t-il. Et de fait, « la plupart des malades livrés à eux-mêmes prennent l'habitude inconsciente de tousser par quintes dès qu'ils sentent vers le larynx, la trachée ou la partie supérieure de la poitrine, le moindre chatouillement » (Sabourin).

On prévoit d'ici le résultat immédiat. Ou bien l'irritation résulte, soit de l'inflammation, soit de la présence du tubercule, en ce cas, la toux n'aboutit pas, elle est sèche ; ou bien l'excitation dépend des sécrétions morbides, en ce cas, le violent courant d'air expiratoire produit, au travers de la glotte rétrécie par les secousses de la toux, amène le rejet d'une expectoration : la toux est humide.

La toux sèche est inutile parce que sans but, sans résultat. La toux humide poursuit un but, atteint un résultat, elle est utile. D'où l'indication de supprimer la première, et de réduire au strict nécessaire, au minimum possible, la seconde.

L'importance de cette double indication a-t-elle besoin d'une démonstration? Je ne le pense pas. Chez le tuberculeux, la toux, d'où qu'elle vienne, humide ou sèche, utile ou inutile, détermine un ébranlement de tout l'appareil broncho-pulmonaire, infecté ou ramolli. A la deuxième et à la troisième période anatomique de la maladie, le tuberculeux est — qu'on me passe la hardiesse de la comparaison — un fracturé pulmonaire chez lequel tout effort respiratoire, si modéré soit-il, retarde la consolidation.

Si, dans bien des maladies, le repos de l'organe constitue une pratique de première valeur, cela est surtout vrai en phtisio-thérapie. Plus on laissera au calme l'arbre broncho-pulmonaire, plus le tuberculeux en tirera bénéfice pour sa guérison. Cela est d'observation tellement courante qu'on doit, non seulement interdire le chant, le cri, la course, l'ascension d'un escalier — tous phénomènes susceptibles de provoquer la toux — mais souvent aussi imposer un silence vocal relatif ou absolu.

III

Comment remplir la première de cette double indication : suppression de la toux sèche, inutile? Faut-il avoir recours aux nombreuses médications tant prônées, parmi lesquelles la narcotisation figure au premier rang? Nullement. Ce serait une mauvaise action thérapeutique, hors les cas de toux dite réflexe, dont nous ne nous occupons pas ici.

On supprime la toux sèche, inutile, en la disciplinant. Pour cela, il faut rappeler au malade que les efforts de toux qu'il provoque se terminent le plus souvent par rien du tout, sinon par une fatigue énorme, de la congestion céphalique et même par un vomissement, sans faire cesser leur chatouillement laryngé ou trachéal; il faut lui faire comprendre que cet effort « de toux soi-disant destiné à faire cesser son chatouillement, a simplement pour effet d'irriter, de congestionner les voies respiratoires supérieures et d'entretenir la quinte. Il n'y a pas de raison pour que cela finisse » (Sabourin).

Après démonstration au malade de l'inutilité et des inconvénients de ses efforts, le médecin doit le convaincre de la nécessité et de la possibilité, pour lui, d'arrêter la toux par l'exercice de la volonté. C'est l'action inhibitoire centrale exercée par suggestion à l'état de veille.

Le malade doit tendre toute sa volonté à résister et non plus à répondre à la sensation du chatouillement. On connaît la formule, aujourd'hui classique, de Dettweiler à ses malades : « Quand vous avez une démangeaison en public, vous ne vous grattez pas. Eh bien! la toux sans crachats, c'est le grattage de la gorge qui démange; ne vous grattez pas la gorge en public. »

Cette intervention énergique de la volonté agit parfois avec une extrême rapidité. Tel le fait rapporté par Knopf : « Lors de ma visite à Falkenstein, j'étais assis à la table du dîner; on m'avait donné la place d'honneur, près du maître; pas loin de nous était assis un confrère phtisique. Il toussait, toussait et continuait à·

tousser. M. Dettweiler me dit à voix basse : « Vous voyez ce
« confrère quinteux, eh bien! je lui dirai de ne plus tousser ou de
« prendre seul ses repas chez lui, car il n'a pas besoin de
tousser. » Le soir même, pendant le souper, notre malheureux
confrère était à sa place, mais il ne toussa pas une seule fois
pendant toute la durée du repas. »

Cette discipline de la toux peut s'obtenir partout. S'il est vrai
que dans les sanatoria les tuberculeux ne toussent pas, cela est
non moins vrai en Cure libre. Le climat ou la claustration n'a
rien à faire ici. Seule la conviction du médecin, seule sa puissance suggestive, née de sa conviction, seule sa ténacité dans le
but à atteindre, constituent les facteurs de ce résultat.

Aussi bien l'intervention de la volonté peut-elle être infruc-
tueuse, parce que maladroite. Certains malades, au début, tout
en faisant appel à leur volonté, se contractent, suspendent tout
mouvement respiratoire, arrivent à suffoquer, et tout d'un coup
laissent éclater leur toux en éclaboussant l'entourage. Il y a donc
lieu d'enseigner au malade comment il doit respirer quand le chatouillement laryngé se produit et que l'action inhibitoire de la
volonté intervient. A ce moment précis, il fermera la bouche
doucement, sans contraction, et par la voie nasale, fera une série
d'inspirations lentes, calmes, profondes qui ne devront cesser
qu'avec la sensation laryngée elle-même.

Tout cela est aussi simple dans la pratique qu'en théorie. Que
si, dans « les premiers jours, le patient est obligé d'avoir son
attention à tout instant éveillée pour cette petite manœuvre,
bientôt cela devient purement instinctif et inconscient » (Sabourin).
En la disciplinant, il a supprimé la toux sèche, la toux inutile.

IV

Reste la toux humide, la toux utile et même peut-on ajouter :
toux bienfaisante, qui déblaye les voies respiratoires d'un produit
morbide.

Plus encore que pour la toux sèche, toute intervention médicamenteuse serait malséante en prolongeant, dans les bronches, la stagnation des crachats. La toux humide veut être respectée. Au surplus, elle échappe à toute intervention psychique. Elle doit fatalement aboutir : la volonté, tel mode respiratoire qu'on adoptera, sont impuissants à l'enrayer.

Mais encore y a-t-il lieu de la modérer. Que, pour expectorer un crachat, le tuberculeux donne plusieurs coups de toux, c'est une faute. La fatigue pulmonaire qui en résulte est hors de proportions avec le bénéfice réalisé. Là encore, le malade doit s'étudier à ne pas répondre au picotement de la gorge, à se retenir lorsque l'expectoration va se produire. Il attend, avec calme, que le crachat se détache seul et n'ait plus besoin que d'une ou deux secousses pour être expulsé; un coup de toux pour un crachat, tel est l'idéal souvent réalisé d'ailleurs.

Certains malades arrivent à un résultat tout à fait remarquable, qui se débarrassent de leurs crachats, sans tousser, par simple sputation.

Voilà comment, par la discipline, le tuberculeux supprime la toux sèche et inutile; respecte, modère la **toux** humide et utile. Il ne tousse que pour cracher.

LA SURVEILLANCE

I

La plus grosse objection soulevée à l'endroit de la Cure libre, celle qui synthétise, en somme, toutes les autres; celle qui, si elle était réelle, anéantirait la méthode que nous préconisons, c'est le *défaut de surveillance*.

On concède que nous puissions persuader nos malades, faire pénétrer en eux notre ardente conviction; mais s'ils nous obéissent ajoute-t-on c'est *relativement*, car, affirme-t-on, surveiller le tuberculeux n'est possible que dans un établissement fermé et ce, grâce à la présence constante du médecin.

Que nos confrères, dirigeant ou ayant vécu dans des sanatoriums, aient, en toute bonne foi, cette conviction, à cela rien d'étonnant! Ils savent, par expérience personnelle, combien chez certains malades cette surveillance doit être de tous les instants. L'effort qu'ils ont dû produire pour arriver à la réaliser a été souvent tel qu'il leur semble impossible d'arriver au même résultat, si le malade ne reste, jour et nuit, dans leur rayon visuel.

Mais combien grande devient la portée de l'objection lorsqu'elle est formulée par des maîtres tels qu'Hérard, Cornil et Hanot. Ils disent. « la surveillance ne peut être rigoureuse et efficace que dans les établissements fermés ».

Bien grande encore est la portée de l'objection lorsqu'elle est formulée par Romme[1] (*in Presse Médicale*), en termes tels que Guiter déclare légitimes, un peu pour Nice, beaucoup pour Monaco, les critiques de Romme contre les stations où, « le casino, le théâtre, le café-concert, la promiscuité des malades avec les viveurs, les joueurs, les marcheurs, vieux ou jeunes, trainant derrière eux le bataillon de Cythère » créent un ensemble de « conditions antihygiéniques » de nature à faire hésiter un médecin un peu soucieux de l'avenir de son malade (Guiter).

Bien grande encore est la portée de l'objection lorsque Gaston Lyon[2] la rappelle : « Dans ces dernières années, le Midi a perdu de sa vogue et les stations d'altitude ont bénéficié de la clientèle qu'il a perdue. Cette disgrâce momentanée tient uniquement aux conditions défectueuses dans lesquelles se faisait la cure, il y a peu d'années encore, et aux piètres résultats qui étaient le plus souvent la conséquence de ce traitement. » Puis, ajoute l'auteur, « beaucoup de malades continuaient à mener à Nice ou à Cannes, l'existence mondaine qu'ils menaient dans leurs résidences habituelles. Rien d'étonnant à ce que, dans ces conditions, leur maladie continuait à évoluer, souvent à s'aggraver rapidement. »

A cela, que répondre ?

Loin de moi la pensée de rappeler ici les auteurs qui ont critiqué la valeur de cette surveillance tant vantée et plus théorique que réelle, disent-ils dans certains sanatoriums étrangers; mon but n'étant pas de critiquer la Cure fermée, mais bien de lui opposer la Cure libre en démontrant sa réalité, sa possibilité, son efficacité.

Mieux vaut rappeler la réponse de quelques-uns d'entre nous. Hérard de Bessé[3] affirme (c'est son expression) que la plupart de ses malades, en villas, se soignent avec la même rigueur qu'en sanatorium. Guiter n'avait-il pas dit : « le tuberculeux peut avoir toute la direction médicale désirable sans qu'il soit nécessaire

---

1. Cité par Guiter, La cure de la tuberculose pulmonaire et les stations, etc., *loc. cit.*
2. Gaston Lyon, *loc. cit.*
3. Hérard de Bessé, *loc. cit.* (1902).

d'abriter un médecin sous son toit[1]. » Tout dernièrement, enfin, il répondait[2] : « quoi qu'on en dise, cette surveillance peut s'exercer très suffisamment en Cure libre » et pour la réaliser conseille, comme l'avait fait Pégurier[3], le procédé que j'avais adopté depuis longtemps et dont j'indique la technique dans mon travail de 1897.

J'y déclarais : pour si grande que soit la valeur de cette objection, à raison des auteurs qui la formulent, nous ne saurions l'accepter. D'abord, parce que, en clientèle libre, nous obtenons aujourd'hui des malades beaucoup plus et beaucoup moins qu'autrefois, et qu'ensuite les malades dont nous n'obtenons rien, ne sont pas ceux qui vont jamais grossir la clientèle des établissements fermés.

Cette déclaration, je la maintiens dans toute son intégralité, malgré la persistance de l'objection.

II

En effet, c'est une erreur que de croire à l'impossibilité d'une surveillance constante et rigoureuse du malade, en cure libre. Certes je reconnais que lorsque le médecin a bien précisé, bien arrêté la technique de la cure d'air et de la cure de repos, son rôle ne saurait être terminé. Il lui faut connaître, jusque dans les moindres détails, la vie quotidienne de son malade. Il doit se mettre dans les conditions voulues pour n'en rien ignorer. Pour ma part, voici comment j'arrive à réaliser cette surveillance.

Chaque jour, le malade, à son défaut, une personne de l'entourage, parent ou garde, prend son observation détaillée. Cette besogne est mise à sa portée grâce à un schème d'observation qu'il faut écrire, en insistant pour qu'il soit répondu à chacune des questions posées. Tandis que ce petit travail quotidien intéresse le malade, et lui montre une fois de plus de quelle sol-

---

1. Guiter, in *Journal des Praticiens*, 15 avril 1899.
2. Guiter, La cure libre, etc., *loc. cit.*
3. Pégurier, *loc. cit.*

licitude on entoure la pratique de sa cure, de son côté le médecin se trouve renseigné d'une façon précise. Il ne faut pas, en effet, laisser au malade ou à son entourage le soin d'apprécier, en bloc, les événements qui se déroulent, car, impressionnés par les manifestations symptomatiques les plus récentes, ils perdent vite la notion des manifestations remontant à quelques jours. Qu'après une série de bonnes nuits, par exemple, survienne une mauvaise nuit du fait du retour offensif de la toux, on peut être certain à l'avance que le malade et son entourage oublieront vite ce qui fut un mieux pour rester sous l'impression de ce qui vient d'être mauvais. L'inscription quotidienne de chaque symptôme remédiera à ces causes d'erreur.

Voici trois types d'observations, telles que nous les réglons dès les premières visites, relevées par les malades mêmes :

3 octobre 1894 (troisième jour du traitement).

Nuit. Meilleure, moins de toux.

Température. — M. : 37°,5 ; S. 58°,2.

Toux. — *Nuit* : diminuée.
    Réveil : fréquente.
    Matinée : sèche, pénible.
    Après-midi : diminuée, rauque.

Expectoration. — *Réveil* : dix crachats, épais, jaunâtres.
    Matinée : nulle.
    Après-midi : cinq crachats, un rouillé.

Transpiration. — Légère sur la poitrine, vers le matin.

Alimentation. — Revalescière au lait, bouillon concentré, poisson, beefsteak, purée de lentilles, 100 grammes de viande pulpée, 4 œufs crus, un litre de lait, une demi-bouteille d'extrait de malt.

Appétit. — *Déjeuner* : bon.
    Dîner : très bon.

Déjections. — Urine claire, abondante.
    Légère constipation.

Observation. — Selon la prescription du docteur, les rideaux et tapis ont été enlevés, la chambre largement ouverte de 6 heures du matin à 9 heures du soir. Resté étendu toute la journée dehors sur une chaise-longue, abrité par un paravent. Je ressens un mieux sensible sur la veille, je commence à bien manger.

Ce malade, après un an de séjour, a quitté la station, guéri, ayant gagné en poids, dans les cinq premiers mois de son séjour, 12 kg. 600 (de 58 kilos à 70 kg. 600).

Journée du lundi 21 décembre 1896 (dix-huitième jour du traitement).

Nuit. — Bon sommeil.

Toux. — *Réveil* : un peu de toux.
   Matin : petite toux.
   Après-midi : nulle.
   Soirée : petite toux assez fréquente.

Expectoration. — *Réveil* : trois crachats épais.
   Matinée : trois crachats moins lourds.
   Après-midi : nulle.
   Soirée : nulle.

Transpiration. — Presque nulle, sans atropine.

Intestin. — Très bon.

Alimentation. — 8 heures : 2 œufs, 2 rôties pain grillé avec beurre, une tasse de thé.
   10 heures : 80 grammes de viande crue.
   Midi : potage, beefsteak, céleri, gâteau, 2 verres de lait, café, eau-de-vie.
   4 heures : jambon, 2 tartines beurrées, demi-tasse de thé.
   6 heures : soupe, escalope, choux-fleurs, fromage, 5 verres de lait.
   9 heures : 2 œufs crus.

Température. — Matin : 57°,5 (aisselle) ; 6 h. soir : 58°,8 (bouche).

Observations. — Léger frisson le matin à 11 h. ; congestionné de la figure l'après-midi, après digestion au lit.

Cure d'air. — de 9 h. à midi   = 5 heures.
   de 1 h. 1/2 à 5 h. 1/2 = 4 —
   de 6 h. à 9 h.   = 3 —
          10 heures de jour.
  De 10 h. 1/2 soir à 7 h. 1/2 matin.
 Soit { 9 heures de nuit.
   { 10 heures de jour.
    19 heures.

Encore un autre exemple, pour finir :

Vendredi 23 avril 1897 (cinquantième jour du traitement).

Nuit. — Très bonne.

Température du malade. — 8 h. M. : 57°,2 ; Midi : 57,4 ; 4 h. S. : 57,6 :
      { 9 h. 1/2 soir : 18°.
  De la chambre. { 7 h. matin : 17°.
      { 8 h. matin : 17°.

Transpiration : 0. — **Expectoration** : 0. — **Toux** : 0.

Alimentation. — 8 h. 1 2, chocolat.
          Midi : 2 œufs, déj. ordin., lait (appétit bon).
          4 h. : gâteau, lait.
          7 h. : 2 œufs, dîner ordin., lait (appétit assez bon).
          9 h. 1/2 : lait.

Intestin. — Une selle, 9 h. matin.

Traitement. — *Matin* : friction, 2 sinapismes; soir : 2 sinapismes.

Cure d'air. — *Nuit* : fenêtre Est, un battant ouvert, persiennes fermées.
          7 à 8 h. : fenêtre grande ouverte.
          9 h. 1/2 à midi : jardin du Casino.
          Déjeuner : fenêtres ouvertes.
          1 h. 1/2 à 6 h. : bateau (pêche crevettes et couteaux [1]); aller
          et retour de l'hôtel à la plage à pied.
          6 h. à 7 h. : fenêtre du salon.
          Dîner et soirée : fenêtres ouvertes.

Observations. — L'appétit reste un peu moins bon (continuation de la chaleur orageuse).
La pesée hebdomadaire donne une augmentation de 1 k. 500 et un bénéfice total, sur l'arrivée, de 9 k. 400.

Dans un grand nombre de cahiers, en ma possession, on peut trouver des observations ayant duré de longs mois, et relevées ainsi, chaque jour, d'après ce schéma type. Dans quelques-uns, outre les indications portées au schéma, on lit et la courbe des expectorations, exprimées en nombre ou en poids, et la courbe des pesées, et même la courbe de la température de la chambre pendant l'aération nocturne.

Nous ne pensons pas qu'il soit possible de prétendre, dans ces conditions, que le malade échappe à notre surveillance. Mais je ne fais aucune difficulté pour le reconnaître : tant vaudra l'énergie du médecin, tant vaudra l'efficacité de cette surveillance. En cela, d'ailleurs, la cure libre ne diffère pas de la cure fermée.

Et si, dans une formule concise, le Professeur Grancher a pu dire, à propos de la guérison de la tuberculose pulmonaire, que pour guérir « il faut le vouloir, le vouloir bien, le vouloir longtemps », ce qui est le rôle du malade, nous ajouterons « qu'il

---

1. Nom local d'un mollusque lamellibranche, le *Solen ensis*.

faut le lui faire vouloir bien et longtemps » ce qui est le rôle du médecin.

Ni l'un ni l'autre ne doivent oublier que, dans cette cruelle maladie, la réparation est toujours fort longue, rarement atteinte sans étapes émotives, sans temps d'arrêt, parfois de recul, et que pour tant inégales que soient les chances, il faut lutter toujours, ne désespérer jamais.

LE MATÉRIEL EN CURE LIBRE

Nous avons donc obtenu, de nos malades, la soumission à la
cure d'air et à la cure de repos. Cette soumission est complète,
absolue, car les malades ont bien vite compris et constaté expé-
rimentalement les heureux effets de la méthode hygiénique.
Aussi la pratiquent-ils avec une exactitude et une rigueur dont
on ne saurait se faire une idée, lorsqu'on ne vit pas journellement avec eux.

Mais, nous dit-on, et c'est la phrase même du Dr Le Gendre, le
sanatorium seul offre les installations matérielles indispensables
à la mise en pratique de la cure hygiénique.

Et de fait, dans toutes les publications relatives aux sanatoria,
on décrit les galeries de cure, les sun-boxs sur pivot roulant,
pour s'orienter au soleil; on discute les avantages du calorifère à
air chaud ou à eau chaude, les dimensions et les courbes des
chaises longues; on vante, pour l'aération nocturne, les vitres
perforées, les glaces superposées, les impostes mobiles, etc.

Certes, tout cela est bien, tout cela est utile, indispensable
même dans le pays d'origine de la méthode hygiénique. Tout cela
est aussi fort restreint, fort monotone : galerie de cure et quelques
sun-boxs isolés dans le parc, les sanatoriums ne donnent rien de
plus.

Mais autre race, autres mœurs; autre climat, autre adaptation
et surtout autre facilité, autre variété de la méthode.

Dans nos vieilles stations méridionales françaises, dans notre sud-ouest à climat marin, doux, tempéré, stable, il n'est nul besoin de tout cet attirail! La meilleure vitre perforée est encore la fenêtre, ouverte aussi largement que possible; le meilleur calorifère est encore le soleil, et à son défaut, la nuit, la bouillotte d'eau chaude ou un bon feu de bois dans la cheminée.

Dans notre station hivernale girondine, dans son atmosphère marine et forestière, c'est avec le matériel le plus simple que nous pratiquons la cure et que nous en varions les procédés, pour le plus grand profit physique et moral de nos malades.

Deux cas se présentent : ou bien le malade, pour des raisons diverses, fait la cure dans sa villa (Pl. II. fig. 1), dans son jardin, dans son enclos, dans son *home-sanatorium*; ou bien, hors de chez lui, soit en divers points de la forêt, soit en bateau, sur le bassin.

Pour ce premier cas, le malade utilise un pavillon de cure, dont tous nos hôtels, toutes nos maisons de famille et nombre de nos villas sont pourvus, résultat inespéré et rapide de l'initiative prise, en 1894, par Festal, Lalesque et Paulict (Pl. 1).

Ou bien encore, et plus particulièrement, le malade utilise, un appareil que j'appelle le *paravent-abri*. Il se compose d'un châssis mobile, en bois, tendu de toile. Ses diverses valves (deux latérales, une supérieure) peuvent s'écarter ou se rapprocher indifféremment, et prendre un grand nombre de positions, selon les exigences du moment. Avec ses valves repliées les unes sur les autres, l'appareil n'est nullement encombrant et se transporte facilement d'un point à un autre.

Si le malade désire varier l'endroit de la forêt où faire sa cure, il usera d'un hamac portatif, d'un modèle peu courant, mais extrêmement pratique. Ce hamac a ce premier avantage qu'on s'y trouve très commodément installé, et non les pieds en haut, la tête en bas, ainsi que dans les modèles ordinaires du commerce. De plus, le hamac tout roulé, peu volumineux, ne pèse, avec sa gaine en cuir et ses cordes, que 550 à 600 grammes (Pl. II. fig. 2).

Enfin, de plus en plus, nous avons recours à la cure sur mer. La forme de nos bateaux permet d'y placer, sans aucun aménagement préalable, la chaise longue habituelle. La tranquillité de nos eaux rend cette cure sans danger. En l'absence de vent, le

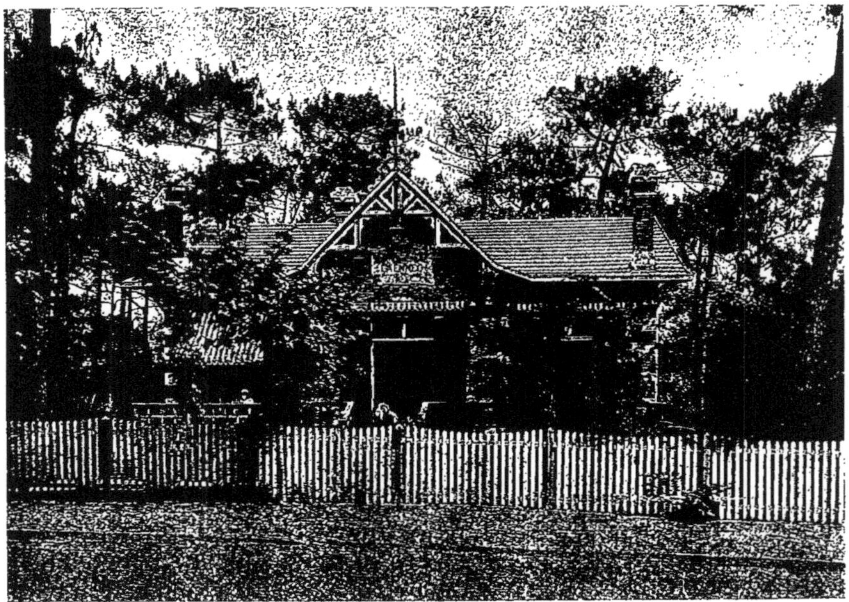

Fig. 1. — Cure libre, en villa hygiénique-modèle (home-sanatorium).

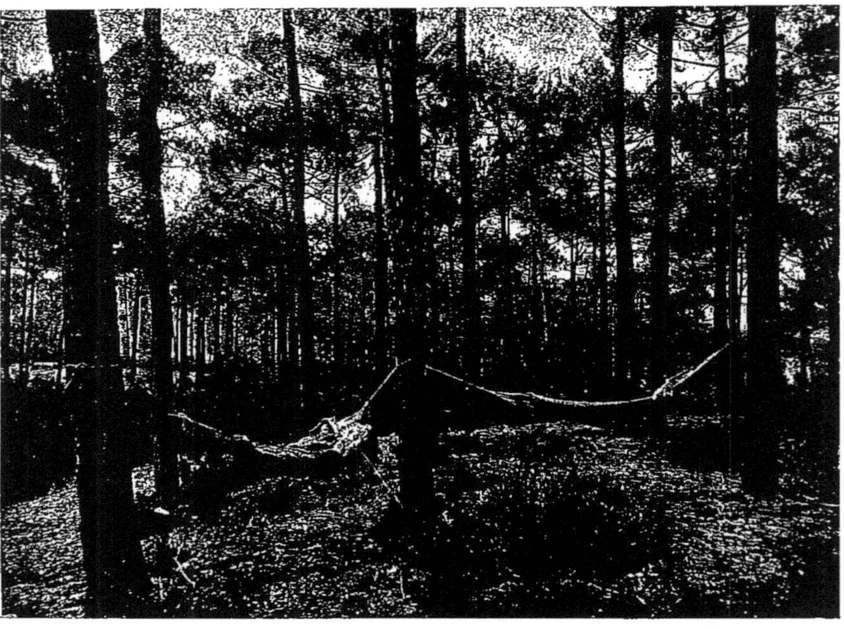

Fig. 2. — Cure libre et forestière en hamac.

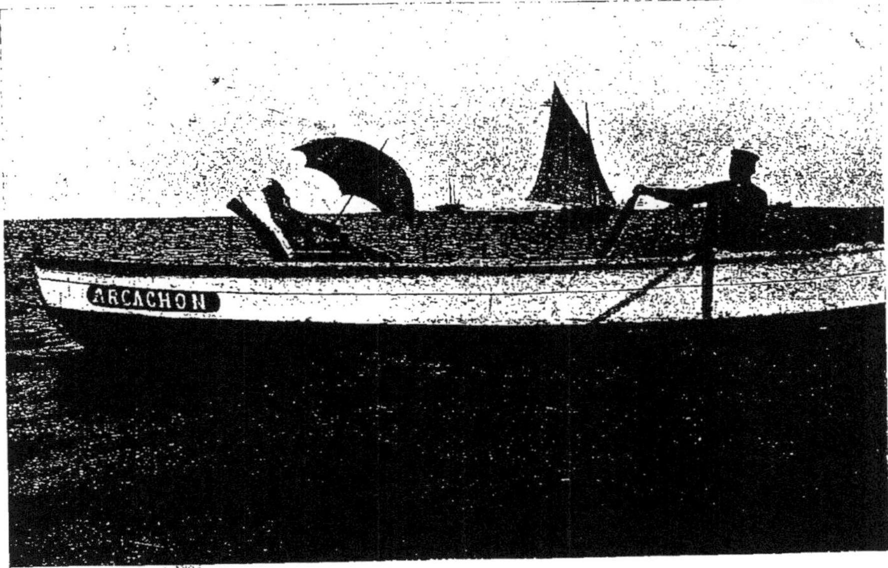

FIG. 1. — Cure libre et marine en « pinace » a la rame.

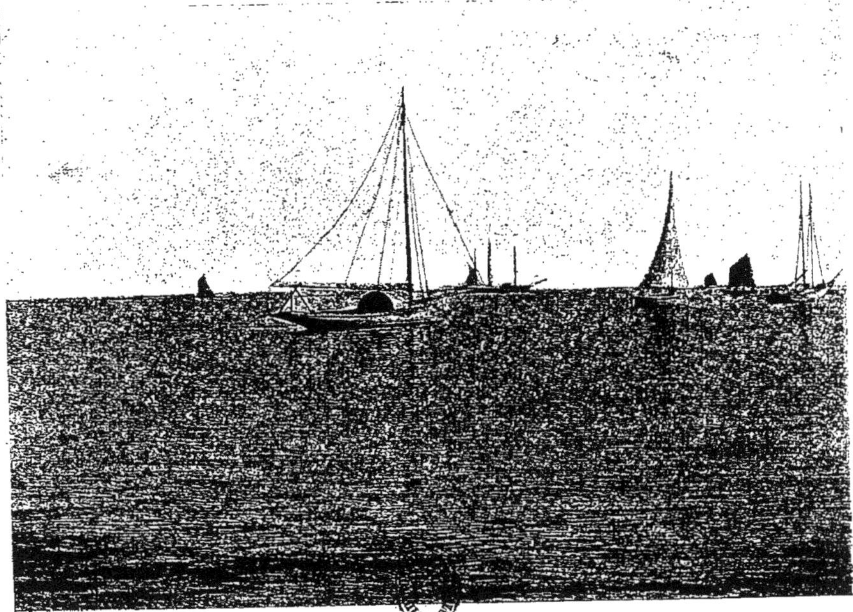

FIG. 2. — Cure libre et marine avec « capot » de cure.

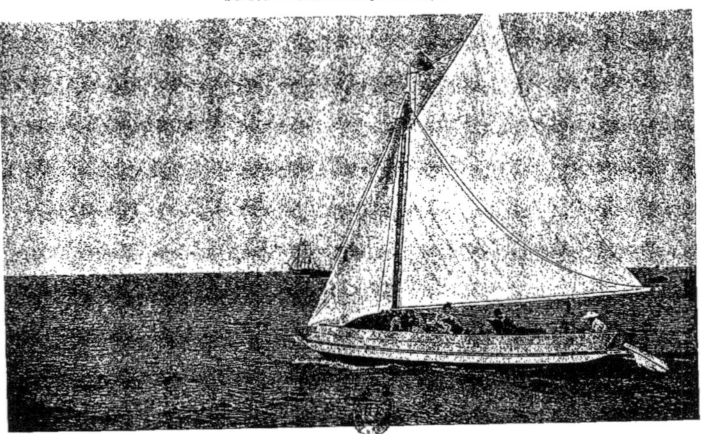

CURE LIBRE ET MARINE SUR VOILIER (BAC-PLAT « LA SCEPIA »).

bateau est mis en marche, promenant le malade étendu sur la chaise-longue, abrité du soleil par un large parasol, égayé par le va-et-vient des pêcheurs, des baigneurs, et les mille incidents de la vie marine (Pl. III, fig. 1).

Si le vent souffle, ou bien le bateau reste à l'ancre, et le malade, durant de longues heures (toute une marée montante ou descendante), se laisse doucement bercer par les flots, ou bien la barque vogue toutes voiles dehors (Pl. IV).

J'ai pu citer le cas d'une jeune fille, fort malade, qui ne se trouvait jamais mieux, qui ne respirait jamais plus amplement que pendant la cure en bateau. Elle en éprouvait un tel bien-être, que même aux jours de grands vents, de forte houle, elle n'interrompait point sa cure. Dans mon récent travail, j'ai fourni de nombreux exemples analogues.

Tel est le matériel que nous employons. Il suffit amplement dans notre climat. Il est des plus simples, puisqu'il n'exige aucune création, mettant tout bonnement à profit les seules ressources locales. Il permet de varier et d'égayer la pratique de la Cure libre, ce n'est pas un avantage à dédaigner.

LA VILLA HYGIÉNIQUE MODÈLE
SON ROLE PROPHYLACTIQUE

Pour lutter, avec chance de succès, contre la cure fermée, la Cure libre doit offrir aux malades ou aux tuberculeux des installations hygiéniques de tout premier ordre, des logements ne laissant rien à désirer.

I

Certes il est aisé de transformer une habitation quelconque, dans les stations hivernales, en un *home-sanatorium*. Cela se fait chaque jour. Toutefois, dès 1896, j'ai poursuivi et réalisé le but suivant : bâtir un type de *villa-modèle*, que devront adopter tous ceux qui, à l'avenir, désireront, pour des constructions nouvelles ou des transformations d'anciennes villas, se conformer aux dernières exigences de la cure hygiénique[1].

Le Dr Casati[2], consacre quelques pages de sa thèse à nos villas-modèles. Nous lui laissons la parole : « Arcachon est, pourrait-on dire, un sanatorium à pavillons séparés; les plus récents de ces pavillons — nous ne nous occupons que de ceux-là — sont-ils

---

1. Voir LALESQUE et ORMIÈRES, la Villa modèle en cure libre, *Congrès pour l'avancement des sciences.* Montauban, 1905.
2. J. CASATI, L'hygiène et l'art dans la construction, *Thèse de Doctorat.* Henri Jouve, édit., Paris, 1905.

établis conformément aux desiderata de l'hygiène moderne?
Si oui, en est-il résulté pour eux une apparence austère et
lugubre des temples luthériens? L'âge d'or de la *coquette* villa
arcachonnaise est-il passé parce que cette villa est devenue
hygiénique?

« Voici *Laënnec*, la première en date des Villas modèles (1896).
Due au talent de M. Ormières, ancien élève de l'École des Beaux-
Arts, avec la collaboration du docteur Lalesque, pour la partie
hygiénique; elle est largement éclairée et ventilée. Nous étudie-
rons plus loin ses dispositions intérieures.

« Sur l'autre vallonnement de la dune, nous avons visité
d'autres villas hygiéniques : *La Fourmi, Roitelet, Cantarrane*,
toutes trois groupées sous les pins, toutes trois différentes
d'ailleurs, mais si chacune a son cachet particulier, elles ont
toutes un point de ressemblance : le caractère hygiénique.

« Plus loin, disséminées dans la forêt, d'autres villas du même
genre : *Villemin, Les Fauvettes, Bouton d'or, Les Coquelicots*.
Enfin un autre groupe : *Mascara, Hippone* et *Varna*.

« Toutes sont jolies et avenantes (Pl. V. fig. 1 et 2).

« Ainsi, les exigences de l'esthétique sont satisfaites dans la
villa hygiénique moderne. En est-il de même des exigences de
l'hygiène? Il suffit de jeter les yeux sur les vues d'ensemble ci-
jointes pour se rendre compte que l'*air* et la *lumière* entrent à
flots dans les appartements. Ils circulent aussi en abondance
dans les couloirs et les dépendances, et nous regrettons que des
circonstances imprévues et indépendantes de notre volonté ne
nous aient pas permis de reproduire quelques plans. Disons que
toutes les *saillies* : corniches, rosaces, moulures et sculptures
diverses ont été supprimées : les plinthes elles-mêmes n'ont plus
de saillie, dans les villas les plus récentes.

« Tous les *angles* sont arrondis : raccordement des murs et du
plafond, et même du sol de l'appartement avec les murs. Ce *sol*
est recouvert partout de « xylolyth » ou de « sanitor », amalgame
spécial que l'on coule, qui durcit, et permet d'obtenir ainsi de
vastes surfaces *d'un seul tenant*, sans aucun joint et sans
aucune fissure; au tombant du mur, il s'arrondit en forme de

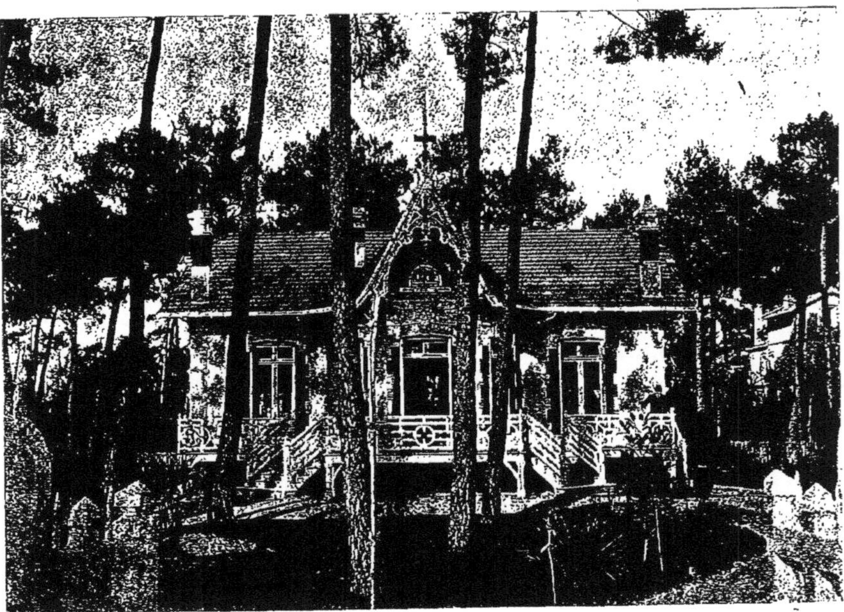

FIG. 1. — VILLA HYGIÉNIQUE MODÈLE (VILLA HIPPONE).

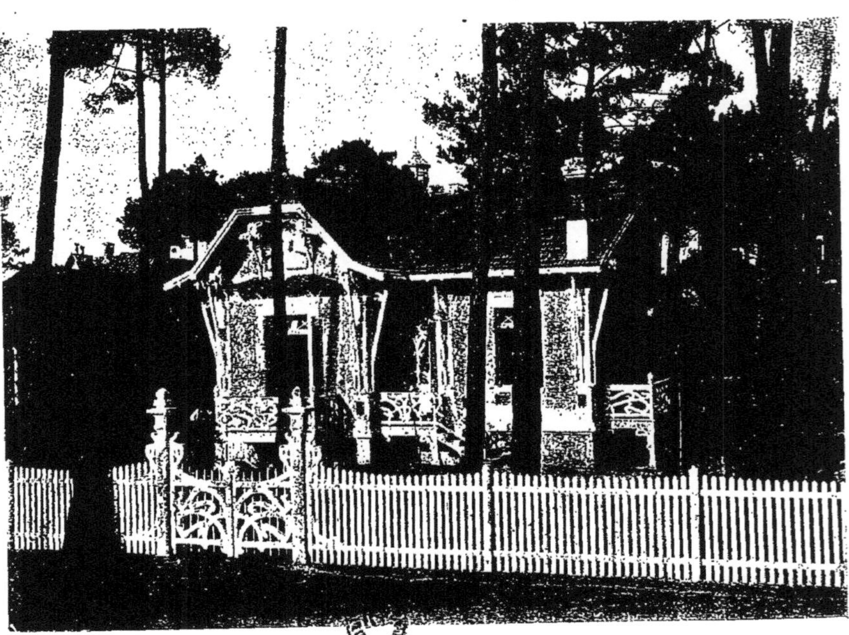

FIG. 2. — VILLA HYGIÉNIQUE MODÈLE (VILLA VARNA).

gorge, et vient mourir insensiblement en biseau, pour se continuer avec le paroi.

« Les *murs* sont totalement peints au « ripolin », ou (ce qui vaut mieux encore), tendus de toile lavable, qui « meuble » mieux l'appartement.

« Dans les villas toutes nouvelles, les *boiseries* elles-mêmes ont fait place aux formes arrondies.

« Notons la grande *hauteur* des appartements ; les *baies*, presque aussi hautes et très larges, sont munies d'impostes spéciaux pour faciliter la « *cure d'air* ».

« La principale façade est toujours *exposée* au midi, ou légèrement au sud-est.

« Les *sous-sols* sont vastes, sains et secs : il est vrai que là, la tâche d'assainissement est moins difficile à remplir pour l'architecte (on sait qu'à Arcachon, il y a toujours un minimum de 60 mètres de sable au-dessus de la roche. Aussi peut-on, le cas échéant, et sans inconvénients d'humidité, placer des lits dans certains sous-sols).

« Les *cuisines* sont vastes, surtout très éclairées ; sans un recoin obscur pouvant échapper à la surveillance ; et bien entendu, entièrement peintes et lavables.

« Les *water-closets*, peints comme les cuisines, sont à chasse d'eau, et tous munis de larges tuyaux d'aération. Les *fosses* sont toutes cimentées.

« Le *mobilier*, très simple, ne manque pas de goût ni de confortable. Cependant, comme il s'agit d'un « milieu tuberculeux », aucune concession n'a été consentie par l'hygiéniste, qui, là, a eu raison de se montrer *intransigeant*, et tout capitonnage, toute tenture, ont été supprimés : pas de rideaux aux fenêtres, mais un simple « discret ».

« Et cet ensemble n'en est pas plus triste au contraire !

« Bref, partout, dans ces villas, on reconnaît le soin attentif de l'hygiène ; et nous avons tenu à y insister parce qu'elles sont le résultat des efforts *combinés* du médecin et de l'architecte, pour le plus grand profit de la santé et le plaisir des yeux.

« Mais, ne quittons pas Arcachon sans noter les louables efforts

tentés par quelques médecins, en vue de créer un *hôtel hygiénique*. Nous avons visité cet hôtel, installé en « Forêt ». Vaste et
pourvu de très larges baies, toutes munies d'un balcon suffisant
pour l'installation d'une chaise-longue, il est remarquable surtout par l'ampleur de ses chambres, et rappelle, au point de vue
des conditions hygiéniques, ce que nous venons d'étudier dans les
villas modèles. Mais nous ne saurions le citer comme exemple de
compatibilité entre l'hygiène et l'art.

« Le nouvel hôtel hygiénique d'Arcachon n'en est pas moins
un progrès sérieux, timidement essayé dans quelques villes françaises, mais qui se généralise déjà en Suisse et en Allemagne. »

Nous ne pouvions mieux faire que de donner cette description
et que de citer cette appréciation d'un confrère, étranger à la
station, sur nos villas modèles[1].

Ajoutons cependant qu'aujourd'hui plus de vingt villas modèles ont été construites; que plusieurs anciennes villas ont été
transformées, en entier, sur ce même plan et selon nos indications; et que les hôtels et maisons de famille se sont modifiées et
se modifient dans le même sens.

II

Il n'est donc pas douteux que la plupart de nos habitations
destinées aux tuberculeux peuvent, et sans désavantage, soutenir
la comparaison avec les aménagements des sanatoria les plus
récents.

Mais la villa hygiénique modèle qu'Ormières et moi avons réa-
lisée n'offre pas le seul avantage de fournir aux malades : soleil,
aération, propreté, salubrité. Elle a un autre avantage, à coup
sûr supérieur, celui d'assurer la parfaite efficacité des mesures de
désinfection.

Être outillé selon les exigences des données scientifiques les

---

1. Voir aussi la série d'articles « Une maison idéale », de Mme Augusta
Moll-Weiss, in *Manuel général de l'Instruction primaire*, numéros de juillet
et août 1905.

plus récentes, selon les exigences, encore trop restreintes, de la loi sanitaire en vigueur depuis le 19 février 1903, c'est bien. Mais encore faut-il que le dispositif des logements soit tel que la prophylaxie des maladies contagieuses (ici la tuberculose) rende la désinfection *facile* et *certaine*.

A ce sujet le Dr A.-J. Martin[1], dans son rapport au Congrès de la tuberculose (Paris, 1898), disait : « Bien peu de logements sont disposés de telle sorte que la prophylaxie de la tuberculose puisse y être aisée et complète. Il y faudrait, en effet, que les poussières bacillifères n'y trouvassent aucune occasion de séjour prolongé, ni facilement accessible. Les parois (plafond, murailles, sol) présentent-elles quelques solutions de continuité, sont-elles insuffisamment lisses et imperméables, sans rainures, ni crevasses, ni arêtes vives pour le raccordement des surfaces, le mobilier a-t-il le même inconvénient, tout aussitôt la prophylaxie voit surgir des obstacles à la pratique de la désinfection. »

Notre type de villa modèle répond et répondait, dès 1896, aux desiderata exprimés par A.-J. Martin en 1898. Elle assure l'efficacité des mesures de désinfection ; elle est un instrument sérieux de prophylaxie anti-tuberculeuse. On ne le niera pas.

Mais cessera-t-on, malgré cela, de déconseiller telle ou telle station à un phtisique, même avancé, sous prétexte que les villas n'y sont occupées que par des tuberculeux? Je n'ose l'espérer tant est enracinée, chez nous, la coutume d'admirer tout ce qui se fait où nous vient de l'étranger, et de dénigrer toutes nos ressources, toutes nos installations, comme aussi de trop souvent décourager les initiatives les plus constantes.

N'avons-nous pas, en effet, assisté et n'assistons-nous pas encore à ce dénigrement systématique de nos stations hivernales, malgré les progrès réalisés et malgré les recherches scientifiques les plus probantes à l'égard de la prophylaxie, de la sécurité même qu'y peuvent trouver les hivernants?

---

1. A. J Martin, La lutte contre la tuberculose humaine par la désinfection des locaux occupés par les tuberculeux, *Congrès pour l'étude de la Tuberculose*, 4e session, 1898. Masson et Cie, édit., Paris, 1898.

Dans un mémoire[1], dont le professeur Landouzy nous fit l'honneur de présenter une analyse à l'Académie de médecine, le 16 juillet 1895, j'ai décrit la technique imposée pour la désinfection des appartements après décès ou séjour prolongé des tuberculeux à tuberculose ouverte.

Dans ce travail j'expose le résultat de recherches bactériologiques, poursuivies en collaboration avec P. Rivière, en vue de déterminer quelle est la virulence bacillaire des poussières recueillies dans les locaux ainsi désinfectés. Ce qui équivaut à déterminer les résultats positifs ou négatifs de cette désinfection.

Ces recherches qui portèrent sur près de 100 cobayes, exactement 87, nous conduisirent à des conclusions de tout point identiques à celles que formulaient, quelques mois avant nous, Cornet[2] d'une part, Kirchener[3] d'autre part : à savoir que les mesures de propreté, de nettoyage, de désinfection telles que celles pratiquées dans les locaux ayant servi à nos recherches bactériologiques sont suffisantes pour prévenir la contagion tuberculeuse par inhalation de poussières.

De tous ces résultats, le professeur Grancher faisait fond, dans son important rapport à l'Académie de médecine. Il est trop connu pour le rappeler.

Ni les recherches de Cornet, de Kirchener, ni les nôtres, ni l'intervention du professeur Landouzy, ni le rapport du professeur Grancher n'ont pu, encore, dissiper la suspicion qui plane sur les locaux utilisés en Cure libre. Le corps médical français n'a pas voulu entendre ces paroles, pourtant si vraies, si judicieuses du professeur Landouzy : « Demain, ce seront les stations pour tuberculeux dans lesquelles on se trouvera le plus en sécurité contre la contagion tuberculeuse, de même que c'est dans les

1. LALESQUE et P. RIVIÈRE, La prophylaxie expérimentale de la contagion de la phtisie pulmonaire, in *Revue de la Tuberculose*, décembre 1898.
Voir aussi LALESQUE, La mise en pratique de la prophylaxie de la tuberculose pulmonaire dans les villas d'Arcachon, ses procédés, ses résultats, *Congrès de la Tuberculose*, Paris, 1898.
2. CORNET, cité par Netter, in *la Presse médicale*, 14 avril 1894, p. 115.
3. KIRCHENER, d'après *la Presse médicale*, 16 février 1895, p. 44.

maternités qu'on sait le mieux se garantir aujourd'hui contre la fièvre puerpérale. »

La villa modèle hygiénique si remarquablement apte à l'*efficacité absolue* des mesures de désinfection sera-t-elle plus heureuse?

A cela ne se borne pas la supériorité de la villa hygiénique sur les grands sanatoriums.

Cette supériorité, A. Plicque[1] nous en donne la raison. Après avoir posé, en principe, que « les sanatoriums populaires ont dans ces dernières années donné, même en Allemagne, quelques déceptions thérapeutiques » du fait d'une trop grande agglomération de malades dans un même établissement, notre confrère ajoute : « Malgré les précautions antiseptiques les plus rigoureuses, malgré un cube d'air surabondant, malgré les mesures de séparation partielles réalisées par les boiseries et par les écrans, il fallut compter avec des complications infectieuses multiples. Certaines épidémies de grippe se montrèrent en particulier redoutables. Les guérisons devinrent plus rares et plus incertaines à mesure que disparaissait la pureté parfaite de l'air, cet élément capital des méthodes sanatoriennes. »

Or, de pareils dangers sont-ils à redouter en Cure libre avec nos modèles de villas, véritables pavillons isolés, réalisation parfaite du home-sanatorium? Poser la question, c'est la résoudre.

Ce n'est pas tout. A la première Conférence internationale de la tuberculose, Gabrilowitch de Halila, proposa un « remède paradoxal mais ingénieux » pour obvier à ces dangers : la fermeture temporaire des sanatoriums, un ou deux mois chaque année.

« L'avantage incontestable et prépondérant de cette vacance hygiénique, c'est tout d'abord de permettre chaque année un nettoyage complet, une remise à neuf parfaite, une désinfection générale. Pour cette désinfection on peut tout d'abord compter sur les antiseptiques ordinaires. Mais l'évacuation prolongée des chambres n'est pas non plus un élément négligeable. L'asepsie médicale doit chercher ses règles dans l'asepsie obstétricale et chi-

1. A. PLICQUE, Une condition de succès pour les sanatoriums populaires, in *la Lutte antituberculeuse*, 31 août 1903.

rurgicale à méthodes rigoureuses et mieux éprouvées. Quand une maternité, une salle de chirurgie sont infectées, le licenciement des malades est une condition essentielle de la purification. » (A. Plicque. *Ibidem*.)

En Cure libre faisons-nous autre chose ? Pendant l'été nos tuberculeux désertent les stations climathérapiques ; nos locaux restent inhabités : c'est un avantage, reconnaît A. Plicque, confirmant en cela les dires de Malibran[1], au sujet de Menton, dires qui peuvent se généraliser à toutes les villes d'hiver.

« On sait que les malades passent seulement quelques mois à Menton. Pendant la saison chaude ils abandonnent le littoral. Aucune nouvelle cause d'infection ne se produit pendant ce laps de temps. Or, si l'on se rappelle que les matières tuberculeuses abandonnées à elles-mêmes cessent d'être virulentes, à moins d'être dans l'obscurité, au bout d'un temps qui est évalué par Savinski à deux mois et demi, on comprendra aisément pourquoi les derniers crachats expectorés au mois de mai ne peuvent plus être virulents au commencement de la saison suivante, c'est-à-dire, en octobre. »

Malibran termine comme suit : « Une résidence d'hiver dont tous les locaux sont inhabités pendant cinq mois, aérés, débarrassés de leur literie et de leur tapisserie, laquelle est exposée à un soleil ardent pendant tout l'été, une telle résidence est absolument aseptique et plus propre que toute autre à la préservation des malades. »

Mais j'ajoute : cette résidence hivernale sera d'autant plus apte à la préservation de toute contagion qu'elle offrira aux malades ou aux bien portants, outre les ressources de la désinfection générale, des locaux aménagés selon les dernières et plus strictes exigences de l'hygiène moderne. Tel le modèle de la villa hygiénique.

Les considérations qui précèdent expliquent suffisamment des observations telles que celle-ci : « Le choix du logement est d'une importance capitale. Il devrait toujours être dirigé par le

---

1. MALIBRAN, Menton, Station d'hiver, in *la Presse médicale*, 2 oct. 1897.

médecin traitant » (Goudard[1]); ou encore celle de Hérard de Bessé[2] : « Aucun hiverneur ne devrait s'installer dans une villa sans l'avis de son médecin qui seul peut le guider dans ce choix important; » ou bien encore celle-ci de Chuquet[3] : « Avant de louer sa résidence d'hiver, le tuberculeux devrait toujours consulter un médecin connaissant bien la localité, afin d'être dirigé dans son choix. »

Ce résultat, mes confrères et moi nous l'avons obtenu; non sans protestations, non sans insinuations malveillantes, de la part de propriétaires possesseurs de vieux immeubles sales et obscurcis de rideaux, de tentures. Mais qu'importe! L'intérêt du malade d'abord, du bon renom de la station ensuite, car le médecin ne doit pas oublier que la villa est son premier instrument de Cure libre.

APPENDICE

L'importance et la valeur hygiénique des parquets d'un seul tenant n'échappera à personne. Dans sa description du sanatorium d'Angicourt (in *l'Œuvre antituberculeuse*, 31 décembre 1900) A. Plicque s'exprime nettement à ce sujet, quand il dit : « La question qui me préoccupe le plus est la question d'antisepsie. Nos parquets à rainures, malgré le paraffinage qui doit être fait resteront à ce point de vue médiocres. Aussi pour la construction du sanatorium du Loiret fut-il tenu compte, mais *bien relativement*, de ce desideratum. En effet, dit Pilate (Le sanatorium du Loiret, in *la Lutte antituberculeuse*, 31 octobre 1903) : « Sauf pour deux pièces parquetées et deux autres où l'on a employé le xylolithe, le sol du rez-de-chaussée est en carreau, etc. »

Or, nous tenons à le faire remarquer, avant l'époque où Plicque exprimait ses doutes à l'endroit des parquets paraffinés d'Angicourt, avant l'époque où pour deux pièces du sanatorium du Loiret on adoptait le xylolithe, la Cure libre avait réalisé, pour des villas entières et pour des hôtels, ce parquet d'un seul tenant, sans fissures et sans joints : idéal de l'antisepsie.

1. Goudard, Le climat de Pau, Étude, Indications, 1 brochure. C. Naud. édit., Paris, 1902.
2. Hérard de Bessé, *loc. cit.*
3. Chuquet, *loc. cit.*

LE CRACHOIR DE POCHE
SA VALEUR PROPHYLACTIQUE

Un argument invoqué contre la Cure libre, aux stations clima-thérapiques, est tiré de la fréquentation des places publiques, des rues, etc., par la population tuberculeuse, d'où agglomération des crachats bacillifères.

Très réel en ville, ce danger est très largement atténué, sinon supprimé dans les stations. Nous allons le voir.

Pratiquer la désinfection des appartements, du mobilier, des vêtements, c'est bien, assurément. A mon avis, c'est cependant faire de la prophylaxie à rebours. Il y a mieux.

Supprimer les poussières bacillifères, sera rendre inutile ou du moins simplement accessoire toute désinfection.

Que faut-il pour cela? Arrêter la dissémination puis la dessic-cation de l'agent bacillifère par excellence : l'expectoration.

Là est la base, et non ailleurs, de toute prophylaxie réelle, effi-cace et puissante. Le crachoir, le crachoir de poche en particulier, rend simple la réalisation de cette prophylaxie.

Nous savons d'ailleurs quelle importance, le professeur Grancher, en 1898, dans son rapport à l'Académie de médecine, accorde à l'usage du crachoir portatif, en tant qu'agent prophylac-tique. La même année, le professeur Landouzy proclamait éga-lement que « la prophylaxie de la tuberculose par le crachoir n'est pas chose oiseuse [1] ».

1. Landouzy, Discussion à propos de la communication de Chuquet : les

I

La prophylaxie par le crachoir de poche est-elle *possible* et *facile* en cure libre?

Non, répondent les partisans du sanatorium. L'utilisation, la désinfection du crachoir « n'est possible qu'au sanatorium, sous la pression d'un règlement suivi ». (Dumarest[1]).

A cette affirmation, nous répondrons par des faits.

Dès 1896, dans mon travail paru au commencement de 1897. après avoir signalé la mise en usage du crachoir de poche par mes tuberculeux, je disais : « Qu'on me permette ici de témoigner la surprise que j'éprouve presque chaque jour, en voyant arriver des malades, dont les maitres actuels de la médecine ont dirigé la santé, et qui ne connaissent d'autre récipient à leurs expectorations que le mouchoir, la cheminée ou la rue. »

J'étais loin cependant de la réalité. Aussi l'enquête de M. Vallin sur la vente des crachoirs de poche, à Paris, enquête rappelée en 1898 par M. le professeur Grancher dans son rapport, fut-elle pour moi une attristante révélation.

Elle vaut qu'on la reproduise.

« J'ai demandé ces crachoirs, dit M. Vallin, dans une vingtaine de pharmacies des plus renommées et dans les quartiers centraux de Paris; presque partout j'ai vu qu'on n'en connaissait même pas l'existence. Dans une seule pharmacie on m'a dit qu'on en avait vu la description dans un prospectus, mais qu'on n'en avait pas fait venir, parce que jamais les malades ni les médecins n'en demandaient. Je me suis alors adressé aux fabricants d'instruments de chirurgie : cinq n'en avaient jamais entendu parler, un en avait vendu trois depuis quelques années, mais n'en possédait plus. J'ai été assez heureux pour en trouver un chez un fabricant. »

Crachoirs et leur stérilisation. *Congrès de la tuberculose*, 4° session, 1898, p. 438. Masson et Cⁱᵉ, édit., Paris, 1895.

1. Dumarest, *Cure libre et sanatorium*, etc., *loc. cit.*

Quelle est donc l'origine de ce déplorable état de choses, après le retentissement qu'eurent dans le corps médical, en 1890, les instructions émanées du Congrès de la tuberculose et de l'Académie de médecine?

Le médecin se heurterait-il à un refus absolu des malades? Telle semble être l'opinion de M. Gibert (du Havre), lorsqu'il déclare que M. Grancher aura de la peine à obtenir le crachoir de poche, et qu'en ce qui le concerne personnellement, il a jusqu'ici échoué à en généraliser l'emploi. M. Laveran s'exprime dans le même sens : « Le crachoir de poche, dit-il, ne sera adopté probablement que par un petit nombre de tuberculeux. » Dans son rapport au Congrès de 1898, Armaingaud[1], résumant son enquête auprès des 125 médecins qui avaient fait des conférences au nom de la *Ligue contre la tuberculose*, arrivait à des conclusions analogues ou peu s'en faut.

En somme, si la valeur prophylactique du crachoir portatif n'était pas incriminée, par contre incriminait-on la difficulté, la presque impossibilité de sa mise en pratique, dans la clientèle.

En ce qui me concerne, je professe depuis longtemps une opinion diamétralement opposée, que je défendis, entre autres circonstances, au Congrès de 1898[1], et basée sur ce que j'observe, depuis bien des années, chez les tuberculeux qui viennent hiverner dans notre station marine et forestière.

Là, dès son arrivée, le malade est éduqué, et nous obtenons de lui (*sans exceptions aujourd'hui*) qu'il fasse usage au cours de ses sorties, ainsi que dans l'appartement, d'un crachoir portatif (modèle Dettweiler ou tout autre), dans lequel il recueille toutes ses expectorations. Que si par hasard on trouvait encore quelques infractions à cette mesure prophylactique, nous n'hésitons pas à le dire, la faute incombe moins au malade qu'au médecin, soit

---

1. Armaingaud, Compte rendu du fonctionnement de la Ligue contre la tuberculose en France de 1895 à 1898, *Congrès de la Tuberculose*, 4ᵉ session, 1898. Paris, Masson et Cⁱᵉ, édit.

2. Lalesque, La mise en pratique de la prophylaxie de la tuberculose pulmonaire dans les villas d'Arcachon, ses procédés, ses résultats, *Congrès de la Tuberculose*, 4ᵉ session, Paris, 1898, etc.

que ce dernier ne se pénètre pas suffisamment des dangers de la contagion, soit qu'il manque de ténacité persuasive et n'ose passer outre la première impression défavorable du malade, impression vite vaincue par la raison et par le maniement facile d'un appareil commode et presque élégant.

Dites à un malade, venu à vous pour se soigner spécialement d'une affection pulmonaire, que toute expectoration recueillie dans son mouchoir l'expose à une nouvelle aggravation de son mal, que toute expectoration répandue sur le sol l'expose, lui et son entourage, à un nouveau danger, dites-le avec conviction, avec netteté, et vous verrez vite fléchir toute résistance.

Grâce à cette conviction et à cette attitude, nous avons pu, mes confrères et moi, obtenir des résultats autrement consolants que ceux signalés par M. Valin, et autrement différents que ceux redoutés par MM. Gibert et Laveran.

En effet, de l'enquête à laquelle je me livrais, en mai 1899, il résultait qu'au cours des trois saisons hivernales précédentes, les pharmaciens d'Arcachon avaient vendu 760 crachoirs de poche ; sans parler des modèles en porcelaine, en fer, etc., que les malades peuvent employer la nuit. Bien plus, j'ai pu, à plusieurs reprises, imposer le crachoir de poche dans des familles de miséreux, marins, cultivateurs, résiniers, que la contagion familiale avait déjà envahies !

Là, ne se bornent pas, d'ailleurs, les précautions imposées. Dans le crachoir, je fais tenir en permanence, une solution antiseptique quelconque, ou simplement de l'eau pure, ayant soin de bien expliquer au malade que l'important est de maintenir l'expectoration à l'état d'humidité. Puis (et j'insiste sur ce point, veillant à son exécution) le contenu du crachoir, vidé dans un récipient *ad hoc* empli d'un liquide quelconque, est soumis à l'ébullition, pendant cinq minutes environ, avant que d'être déversé dans les cabinets à fosses étanches.

Quant à la désinfection de l'appareil lui-même, elle est également pratiquée par l'ébullition dans l'eau et non par le simple lavage à l'eau chaude ou à l'aide d'une solution antiseptique, méthodes incertaines.

Par cette double manœuvre, je réalise la désinfection bacillaire du contenu et du contenant. C'est aujourd'hui chez mes malades une pratique courante et acceptée.

Et d'ailleurs l'usage du crachoir de poche n'est plus aussi rare, aussi difficile que je le disais en 1896. Au Congrès de 1898, Guiter[1], tenait pour Cannes un langage à peu près analogue au mien, pour Arcachon. Il s'exprimait ainsi : « L'usage du crachoir à contenu liquide est entré pour ainsi dire dans les mœurs de nos tuberculeux, c'est là la première recommandation faite par nous aux malades qui nous sont confiés et cette recommandation est toujours écoutée ; il ne tient qu'à nous d'en imposer l'observation aux malades indociles ou inconscients sans même faire intervenir les dangers de contamination tuberculeuse pour autrui (puisque parfois, quoique plus rarement que jadis, les tuberculeux peuvent être laissés dans l'ignorance de la nature de leur mal) : il suffit d'appeler leur attention sur leur intérêt propre, sur l'intérêt de leur hygiène ou les dangers plus ou moins réels d'une auto-infection ou d'une réinfection préjudiciables à leur guérison prochaine.

« Le malade qui garde la chambre a toujours auprès de lui un crachoir de verre ou de porcelaine recouvert d'une planchette mobile de bois ou de carton et renfermant de l'eau ou une solution antiseptique. Au dehors et à travers l'appartement il accepte aisément l'usage du crachoir de Dettweiler, de Vaquier ou de L. Henri Petit dont le maniement facile, les dimensions réduites et l'apparence presque élégante ont raison de ses répugnances. Le tuberculeux qui crache dans son mouchoir et surtout par terre devient de plus en plus l'exception. »

Et puis enfin, les temps ont marché. Et si, en 1896, je témoignais ma surprise « en voyant arriver des malades, dont les maîtres actuels ont dirigé la santé, et qui ne connaissent d'autre récipient à leurs expectorations que le mouchoir, la cheminée ou la rue », aujourd'hui, par contre, nombre de tuberculeux n'ayant

1. Guiter, De la prophylaxie de la tuberculose et des mesures de préservation contre la contagion bacillaire à Cannes et dans les stations du littoral méditerranéen. *Congrès de la Tuberculose*. 4ᵉ session. Paris. 1898. etc.

jamais fréquenté ni sanatorium, ni station climatique, nous arrivent munis de leur crachoir de poche.

C'est un progrès. Encore un pas, encore un peu de ténacité et ce progrès sera définitif. Car tout médecin a le devoir de se conformer à cette parole du professeur Debove[1] : « Il ne faut donc, en aucun cas, permettre aux tuberculeux de cracher par terre : on doit les obliger à se servir de crachoirs, qu'on peut désinfecter facilement. »

1. DEBOVE, La prophylaxie de la tuberculose. Clinique médicale de l'hôpital Beaujon. Leçon recueillie par le docteur Marcel Labbé, chef de clinique à la Faculté, in *le Mois médical*, juillet 1901.

LA DÉSINFECTION

S'il est vrai que la climathérapie prend chaque jour une plus
grande importance, s'il est vrai que, quittant les données de l'empirisme pour entrer dans le domaine vraiment scientifique de
l'observation et de la classification, elle suit lentement et sûrement sa route, il est non moins certain que depuis quelques années se dresse devant elle une objection sérieuse : *la contagion*.

I

A l'heure actuelle, cette question de la contagion est telle, que
les termes de la proposition sont déplacés : les malades dirigés
vers les stations hivernales, ne seraient presque jamais des tuberculeux à leur arrivée, mais presque toujours à leur départ ! Le
docteur Haralamb a nettement formulé l'accusation. Il lui « arrive, dit-il, d'envoyer à La Bourboule, par exemple, ou à Cannes,
des malades qui jusque-là n'étaient, si l'on veut, que des candidats à la tuberculose » et qui en reviennent avec ce qu'ils n'avaient
pas, y ayant « gagné le bacille de Koch[1] ».

C'est un étonnement pour nous, que la contagion détermine,
selon l'expression du Professeur Grancher[2], « cette universelle

---

1. Haralamb, *La Roumanie médicale*, avril 1895, n° 2, p. 50.
2. Grancher, *Maladies de l'appareil respiratoire*. Paris, O. Doin, 1890.

préoccupation qui touche à la terreur, à l'affolement chez quelques-uns, qui, chez les sages, reste une crainte fort légitime de la tuberculose ». Cette terreur et cet affolement, les médecins de la ville les professent tout particulièrement à l'égard des stations climathérapiques. Souvent — nous l'avons déjà signalé — le médecin déconseille à un tuberculeux, presque expirant, telle ou telle station, sous prétexte que les maisons n'y sont habitées que par des phtisiques !

Un examen sans parti pris doit modifier cette sentence, et démontrer que les dangers de contagion sont infiniment plus réels et plus constants au sein d'une grande ville qu'aux stations de santé.

A la ville, les rues, les cafés, les lieux de réunion, tant publics que privés, sont fréquentés par des tuberculeux chroniques, autrement nombreux qu'aux stations, expectorant, sans nul souci et dans une parfaite ignorance, sur le sol, les parquets, les murs, dans des crachoirs *garnis de son*, dans les cendres de la cheminée, dans les linges (mouchoirs ou autres), fournissant ainsi, à l'atmosphère ambiante, une provision de poussières bacillifères. Et l'on sait si, dans les villes, les lieux de réunion avec leurs agglomérations, leurs entassements d'êtres humains, sont riches en poussières !

D'autre part, dans les grandes villes, ne s'installe-t-on pas à chaque instant dans des appartements, meublés ou non, dont les précédents locataires sont totalement inconnus et sur le compte desquels, le voulût-on, il est presque impossible de se procurer des renseignements médicaux. L'appartement n'a-t-il pas été habité par une de ces nombreuses phtisies, à forme torpide, silencieuse, mettant à évoluer de longues années, et permettant au malade de vivre de la vie commune presque sans interruption? Le parquet, les plaques foyères, les murs ne sont-ils pas souillés de ses expectorations? Autant de questions qui restent sans réponse et dont, à la vérité, on ne s'inquiète guère. Aussi, est-ce avec raison que Malibran a pu dire : « Comment ne pas s'étonner de cette crainte de contagion, conçue à l'occasion de Menton et du littoral, et bannie sans scrupule lorsqu'il s'agit de Paris ? »

Dans les stations hivernales, tout le contraire n'a-t-il pas lieu ?
Et d'abord la population qui les fréquente est mise au courant de
son état de santé, sinon entièrement, du moins dans des conditions suffisantes pour apprendre qu'elle doit éviter la contagion,
à recevoir ou à donner.

De là découle un certain nombre de précautions très importantes.

En ce qui concerne l'habitation, médecin et malade s'enquiè-
rent de son innocuité au point de vue de la contagion. Cette innocuité peut être affirmée, — nous le démontrerons plus loin —
dans la majorité des cas, grâce aux mesures de désinfection. Que
si malade et médecin ont quelque doute sur le soin apporté à
cette désinfection pratiquée avant l'arrivée du malade, ce dernier
peut toujours, moyennant une légère dépense, se procurer la certitude de l'absence de tout danger, en faisant procéder à une nouvelle désinfection.

Sous l'impulsion d'accusations aussi formelles que celles d'Haralamb, les stations climathérapiques ont redoublé de zèle. Mues,
d'abord par des considérations d'ordre humanitaire, et d'intérêt
ensuite, elles organisèrent méthodiquement le service de la désinfection. La littérature médicale nous fournit, à cet égard, les
plus complets renseignements.

Malibran[1], en 1897, pour Menton, parle de désinfection, absolument sûre et méthodique. « Le maître d'hôtel, avisé par le médecin traitant, fait enlever la literie et tout ce qui est susceptible
d'être transporté en fait d'objets de lingerie. Tout cela est conduit
à l'étuve à vapeur et stérilisé de la façon la plus parfaite. Cette
étuve à vapeur qui fonctionne depuis sept ans sous le contrôle et
la direction du syndicat des maîtres d'hôtel permet donc la désinfection de toute la partie du logement non stérilisable sur place.
Quant à la partie restante, mobilier, boiseries, marbres, parois
de la chambre, etc., tout est soigneusement désinfecté par une
escouade d'agents, à l'aide de la pompe à pulvérisations antiseptiques (sublimé), à l'aide de lavages soignés de tous les objets qui

1. MALIBRAN, *loc. cit.*

ont pu être souillés par le malade ou encore au moyen de la combustion du soufre, suivant l'indication du médecin. » Mais Malibran, en vue d'une désinfection plus certaine, exprime le désir de voir les chambres d'hôtel s'améliorer par l'absence de rideaux, tapis, tentures, etc.

A son tour c'est Guiter[1] qui proteste : « Les craintes de contagion, si facilement répandues dans le public, grossies de l'ignorance ou de la demi-science de gens apeurés, exploitées par des stations étrangères et rivales, semblaient avoir momentanément jeté une sorte de défaveur sur les villes du Midi, et l'on entendait répéter couramment, même dans les milieux médicaux, que nos villas et nos appartements étaient infectés, et que, si Cannes et Menton pouvaient encore guérir des tuberculeux, il était dangereux d'y envoyer des gens bien portants ou prédisposés. » Puis il s'applique à démontrer que les mesures adoptées sur le littoral méditerranéen sont de nature à réduire au minimum les dangers de la contagion. Les procédés de désinfection ont été assurés à Cannes, au fur et à mesure des progrès de la science, par l'étuve de Geneste et Herscher, pulvérisations au sublimé, autoclave de Trillat, etc. Ces mesures d'assainissement sont appliquées non seulement après décès, « mais après passage dans nos hôtels et villas de malades atteints d'affections contagieuses, et en particulier de tuberculose ouverte ». Dans l'année 1898, on procédait à 256 désinfections.

A Nice, la désinfection méthodique des locaux paraît avoir été plus lente et plus tardive à s'organiser, à en juger par Barbary[2] qui, après avoir rappelé les travaux de Guiter et de Lalesque[3], s'exprime ainsi à l'endroit de Nice : « Une lacune reste à combler, qui assurerait à la ville le titre indiscutable de séjour préféré au point de vue de la salubrité. »

Ces temps derniers, les médecins du littoral méditerranéen ont

1. GUITER, Lettre ouverte, etc..., et Congrès de la tuberculose, 1898, *loc. cit.*

2. BARBARY, Prophylaxie de la tuberculose, *Chronique du « Petit Niçois »* des 26 et 27 avril 1899.

5. LALESQUE, Communication au Congrès de la tuberculose, 1898, *loc. cit.*

groupé leurs efforts. Ils ont prescrit et fait aboutir une série de mesures hygiéniques importantes. « La désinfection est partout effectuée aux moyens d'étuves à vapeur sous pression pour le linge et les literies. Pour les désinfections en surface, on emploie soit les vaporisations de sublimé, soit les vapeurs de formochloral. Ces opérations sont faites par des agents expérimentés, sous la direction et la surveillance des bureaux d'hygiène et des médecins de la localité. On s'occupe en outre de grouper les hôteliers et logeurs en garni, en vue d'arriver à la désinfection systématique après le départ de chaque locataire, ou au moins une fois par an[1]. »

Que si, par un concours de circonstances spéciales, les stations de la Méditerranée ont été plus spécialement et nommément visées par l'objection tirée de l'absence de mesures prophylactiques, il est non moins certain que toutes les stations de Cure libre se trouvaient, à des degrés différents, englobées dans cette critique. Aussi les médecins du sud-ouest interviennent-ils dans le débat, et Goudard[2] a-t-il pu écrire : que dans toutes les stations du littoral atlantique, il existe des services de désinfection très bien outillés, les uns sous la direction du bureau municipal d'hygiène comme à Pau, les autres sous la surveillance directe du corps médical, comme à Arcachon. Dhourdin[3], après avoir rappelé que « les partisans du sanatorium, quand même, viennent pour combattre la Cure libre, invoquer la *contagion* possible pour l'entourage du malade », n'hésite pas à répondre : « l'objection n'est pas sérieuse », se basant sur ce qu'il voit les médecins d'Arcachon veiller à chaque instant auprès de leurs clients, aux mesures de sûreté indiquées par l'expérience et les règles de l'hygiène, sur la mise en pratique de la désinfection des logements, surveillée et contrôlée par un *médecin sanitaire*.

Pour ma part, en plusieurs circonstances — comme on l'a pu

1. Les améliorations hygiéniques dans les stations du littoral méditerranéen, in *Journal des Praticiens*, 24 janvier 1905, p. 61.

2. Goudard, Les stations hivernales du sud-ouest, Pau, Arcachon, Biarritz, in *Gazette des Hôpitaux*, novembre 1899 (Analysé, in *Gazette des Eaux*, 15 février 1900).

3. Dhourdin, *loc. cit.*

voir au cours de ce travail — j'ai été appelé à réfuter cette objection à la Cure libre, en ce qui concerne Arcachon.

L'objet du litige est trop important pour ne pas y revenir et n'y pas insister. Il faut dissiper tous les doutes ; l'équivoque ne doit pas durer. Au surplus, si le premier pavillon-abri de Cure libre a été construit à Arcachon, on va voir que dès la première heure (1892) les efforts les plus persévérants ont été faits en vue d'y réaliser et d'y généraliser la désinfection des locaux.

II

Pour mener à bien cette importante étude, nous devons examiner et résoudre successivement les trois points suivants : 1° la *technique adoptée*; 2° ses *résultats effectifs*; 3° ses *procédés administratifs ou autres*.

1° *Quelle est la technique adoptée pour la désinfection des locaux?*

Arcachon, comme bien d'autres stations, a suivi, pas à pas, les progrès réalisés par l'instrumentation de la désinfection, modifiant, sans hésiter, son outillage. Dès l'année 1892, nous possédions une étuve Geneste et Herscher, bientôt suivie d'une seconde (modèle Dehaitre) pourvue d'un enregistreur-témoin indiquant la température et la durée de l'opération. A l'origine, les vapeurs sulfureuses s'employaient concurremment avec l'étuve; pour faire place, dès son apparition, au pulvérisateur-pompe de Geneste et Herscher (pulvérisations de sublimé), auquel se substituait, à son tour, le formolateur Hélios, modèle combiné dégageant la vapeur d'eau et volatilisant les pastilles paraformiques. Enfin notre choix se fixait, définitif, sur l'autoclave formogène (appareil du Dr Hoton, création de la maison Geneste et Herscher).

Dès 1895, la technique imposée par le corps médical de la station était la suivante :

a) Enlever toute la literie, les rideaux, tentures et tapis de la chambre et les faire passer à l'étuve sous pression à 120 degrés.

b) Essuyer soigneusement tous les meubles; puis en frotter les bois avec un linge bien imbibé d'une solution de sublimé à 1 pour 1000. Le dessus des armoires, les corniches, le dos des cadres et toutes les saillies des moulures seront l'objet d'une attention spéciale.

c) Lessiver à l'eau bouillante le parquet et toutes les boiseries (portes, fenêtres, planchers, etc.), et les laver ensuite largement avec la même solution de sublimé.

d) Pulvériser les murs très soigneusement d'une solution phéniquée forte, ou de sublimé, à l'aide d'un grand pulvérisateur à pompe de Geneste et Herscher, ou bien répandre des vapeurs de formaldéhyde.

e) Conduire à l'usine, dans une voiture spéciale portant la mention : *Aller n° 1*, la literie, les couvertures, sommiers, matelas, tentures, rideaux et en un mot, tout ce qui est étoffe.

f) Après passage à l'étuve, rapporter les effets désinfectés, dans une voiture portant l'indication : *Retour n° 2*.

Depuis lors la technique n'a guère varié dans ses grandes lignes, si ce n'est que nous avons définitivement adopté les vapeurs d'aldéhyde formique et l'autoclave. Mais elle s'est perfectionnée quant au personnel opérant. On trouvera dans le mémoire de Duphil[1] les détails les plus minutieux et les plus circonstanciés sur cet important côté de la question ; et l'on pourra se rendre compte que rien, dans ce service, ne laisse à désirer.

2° Quels résultats cette technique donne-t-elle ?

Ces mesures assurent-elles réellement la désinfection, sont-elles efficaces ? La question vaut qu'on l'examine ; aussi a-t-on vu, presque simultanément dans divers pays, instituer des expériences ayant pour but d'y répondre. Pour cela, il a suffi de rechercher quelle est la virulence bacillaire des poussières recueillies après désinfection de locaux longtemps habités par des tuberculoses ouvertes. Ce qui équivaut à déterminer les résultats positifs ou négatifs de cette désinfection.

Ces recherches expérimentales, auxquelles j'ai déjà fait allu-

1. H. DUPHIL, *Considérations historiques, chimiques et bactériologiques sur la désinfection à Arcachon.* (Travail inédit, inscrit au Congrès des Sociétés savantes pour la session d'avril 1904.)

sion, poursuivies en 1894 et 1895, par Cornet, par Kirchner, en Allemagne, par nous-même avec la collaboration de P. Rivière, en France, ont ceci de très suggestif qu'elles aboutissent toutes au même résultat, se confirment réciproquement.

Les résultats de Cornet, dans vingt-trois pièces « contenant des tuberculeux qui tous se servaient habituellement de leur crachoir et qui, à trois exceptions près, n'expectoraient jamais dans leur mouchoir, fournirent des résultats négatifs, bien que cinq malades aient craché plus ou moins souvent sur le sol ».

Les recherches de Kirchner « ont été faites dans une station hygiénique pour militaires tuberculeux, où on avait pris certaines mesures contre l'infection par les crachats. Sur vingt-trois cobayes inoculés, un seul devint tuberculeux, et ce cobaye avait été inoculé avec de la poussière prise sur la table de nuit, à côté du crachoir d'un tuberculeux. »

Les conclusions de notre travail avec Rivière sont confirmatives des précédentes, mais, poursuivies sur une plus vaste échelle, reposent sur les résultats fournis par l'inoculation de poussières dans le tissu cellulaire fémoral de 85 cobayes. Les poussières à inoculer ont été récoltées sur les meubles, les tables de nuit en particulier, dans les rainures du parquet, autour du lit, de la cheminée, dans les encognures, sur les plaques des foyers et dans les interstices de ces plaques, en un mot dans les endroits les plus difficilement nettoyables et les mieux exposés à la souillure involontaire, mais plus facile et plus immédiate des expectorations. Des 85 cobayes inoculés, 13 succombent en quelques jours, soit à la septicémie, soit au tétanos ; 72 survivent sans que rien trahisse une atteinte portée à leur santé : sacrifiés entre le 40ᵉ et le 75ᵉ jour, aucun de leurs organes ne porte trace d'une lésion tuberculeuse quelconque.

Que conclure de cette remarquable concordance dans les résultats expérimentaux, sinon que les mesures de propreté, de nettoyage, de désinfection, telles qu'elles ont été pratiquées dans les locaux qui ont servi à nos recherches, sont efficaces pour prévenir la contagion de la tuberculose par inhalation des poussières.

Cette efficacité est d'autant plus certaine qu'aujourd'hui nous utilisons exclusivement les vapeurs d'aldéhyde formique et l'autoclave. Nous connaissions déjà la puissance microbicide de ce procédé par les travaux de Miquel, Bosc, Calmette, Réynier et Bruhat, Funck. Mais voulant confirmation de ces travaux, *par des recherches faites sur place*, H. Duphil entreprit son étude chimique, biologique et bactériologique. Et de l'ensemble de ses expériences il tire la conclusion suivante : « La pratique rigoureusement aseptique de la désinfection, l'étuvage soigneusement contrôlé, le lessivage à l'autoclave, faits sous la surveillance effective de l'Inspecteur sanitaire, sont une preuve qu'à Arcachon, les opérations de désinfection journellement exécutées, offrent les garanties de sécurité les plus absolues ; et lorsque les désinfecteurs quittent nos chambres d'hôtels ou de villas, nous avons l'intime conviction et la satisfaction morale de laisser nos chambres de malades dans un état d'asepticité aussi parfait que la salle d'opération où le chirurgien s'apprête à instrumenter. »

Ce rapprochement établi par Duphil, entre l'asepticité de nos locaux après désinfection, et l'asepticité d'une salle d'opération, est vrai à ce point que des chirurgiens de Bordeaux ont, sans hésitation, accepté d'entreprendre dans nos villas ainsi aseptisées, de grandes interventions sanglantes, toutes terminées avec succès, sans la moindre complication imputable au milieu ambiant.

Il n'est pas, je crois, de démonstration plus péremptoire de la valeur pratique de nos procédés d'assainissement.

3° Ces procédés de désinfection sont-ils mis en pratique ?

Oui, pour Cannes, répondait Guiter au Congrès de la tuberculose de 1898. Oui, pour Arcachon, avais-je démontré dans ma communication de 1895, à l'Académie de Médecine.

Encouragé par mes recherches expérimentales, nous avions tenu la main, plus rigoureusement encore, à la pratique de la désinfection, et le corps médical d'Arcachon s'était mis énergiquement à l'œuvre. A tel point qu'au lieu d'un industriel, comme en 1892, cette station en comptait trois, en 1898, possédant et utilisant l'outillage complet de la désinfection des appartements, basé sur les plus récentes données scientifiques.

Au cours de cette période qui s'étend de 1892 à 1900, seul le corps médical intervenait pour obtenir la désinfection des locaux; seul il en assumait la responsabilité. Voici quels étaient nos usages.

Soit au cas de décès, soit au cas d'habitat par tuberculose ouverte, nous prescrivions la désinfection. Elle était toujours acceptée par la famille, après décès. Au cas de séjour, sans décès, nous déclarions à l'entourage du malade qu'il devait remettre la villa en l'état sanitaire où il l'avait prise, et supporter les frais de cette appropriation hygiénique. Le plus souvent il acceptait. Venait-il à refuser, c'était alors l'affaire entre le propriétaire et lui. Mais si, pour une raison ou pour une autre, la désinfection n'était pas pratiquée, nous nous refusions à laisser habiter la villa par de nouveaux clients. C'était là entre les mains du corps médical, un moyen puissant et sûr, étant donné que déjà à cette époque, le malade, judicieusement conseillé par son médecin de ville, ne choisissait plus son habitat sans en avoir préalablement référé aux médecins de la station.

La surveillance de cette désinfection incombait à chacun de nous, et la bonne entente du corps médical d'Arcachon rendait cette surveillance efficace et nullement illusoire. Il serait facile de citer tel appartement pour lequel le propriétaire, dans un but d'économie, s'obstinait à confondre *nettoyage* et *désinfection*, et que nous nous sommes refusés à laisser habiter à nouveau, tant que la désinfection réelle n'en avait pas été pratiquée.

Tout cela ne fut pas au début, sans difficultés, sans luttes, sans récriminations. Mais bientôt le calme renaissait. On comprit mieux quel intérêt majeur, tous, malades et propriétaires, retiraient de la mise en pratique sérieuse de la désinfection. Les résistances mal éclairées de certains propriétaires ont vite fait place à leur bon vouloir, à l'intelligence mieux comprise de l'avenir de la station. Quant au médecin, ce qui par-dessus tout le dirigeait, le rendait fort, c'était la responsabilité qu'il n'hésitait pas d'assumer en conseillant le choix hygiénique de telle ou telle villa désinfectée, au détriment des villas suspectes.

C'est en faisant allusion à cette période, c'est au souvenir des difficultés qu'il avait fallu surmonter que Festal[1] — principal initiateur, en 1892, de notre service de la désinfection — écrivait : « le corps médical bien que réduit à ses seules ressources, sans aucune sanction municipale, voire sans base légale d'action, n'en continua pas moins son œuvre, et eut la satisfaction de voir l'idée faire son chemin, la nécessité de la désinfection s'affirmer et les résistances céder. »

Rien n'est, en effet, plus juste que cette dernière remarque, puisque dans ma conférence de juin 1899, je pouvais dire : « Au cours de la dernière saison hivernale, il a été ainsi procédé à la désinfection, partielle ou complète, de plus de deux cents appartements ou villas. »

Mais, malgré tout, avions-nous encore trop souvent les plus grandes difficultés à imposer la désinfection. Parfois même, le papier timbré a-t-il tenté d'intimider quelques-uns d'entre nous !

Il devenait donc nécessaire de rendre obligatoires les mesures d'assainissement. Mais comment?

Nous sommes en 1900. Cette date marque une des étapes importantes de l'organisation de notre service sanitaire, « puisque c'est le 4 janvier de cette année que M. Veyrier-Montagnères, maire d'Arcachon, prend et fait approuver en Préfecture un arrêté municipal prescrivant et réglementant les mesures d'assainissement ou de désinfection des villas, hôtels, maisons de famille, pensionnats, etc.... Enfin, clause essentielle, il place la désinfection sous le contrôle d'un *médecin sanitaire* nommé chaque année par l'administration et institue le registre à souches d'où seront détachés les certificats prouvant que l'assainissement a été bien exécuté, registre restant en permanence à la disposition de quiconque veut s'éclairer sur la salubrité des immeubles ». (Festal, *loc. cit.*).

Pour si important que fût cet arrêté, nous n'ignorions pas qu'il constituait un procédé incertain ; car si la loi imposait au

---

1. Festal, Service de la désinfection à Arcachon. Historique. Les améliorations encore souhaitables, moyens de les réaliser. Questions hygiéniques connexes. Loi du 15 février 1902. (Rapport inédit, in *Archives du Groupe médical d'Arcachon*, séance du 28 novembre 1902.)

médecin la déclaration de certaines maladies contagieuses — *la tuberculose non comprise*! — ni la commune, ni l'État ne prenaient à leur charge les frais de désinfection. En outre, le Conseil d'État, appelé à se prononcer sur ces questions, à la suite de procès, avait cassé plusieurs arrêtés semblables.

Pour sortir de cette impasse, voici ce que le corps médical d'Arcachon imagina et adopta à la fin de 1899[1]. Tenant compte que les villas sont louées par baux, avec certaines clauses restrictives relatives au mode de paiement, aux inventaires d'entrée ou de sortie, à l'entretien des locaux, à la jouissance des jardins, etc., il fut décidé que toutes les polices locatives porteraient, sous la rubrique « mesures sanitaires », la clause suivante :

« La désinfection, quand elle est jugée nécessaire par le médecin traitant, reste à la *charge du locataire* au moment où il quitte l'immeuble.

« Le médecin traitant fixe l'étendue et la nature des mesures d'assainissement à prendre; le *médecin sanitaire en surveille l'exécution*, et un tarif homologué par la municipalité en indique le prix. »

Cette clause acceptée, sous signature, comme toutes les autres, par le locataire entrant, lève toute contestation relative à savoir à qui incombent les mesures prophylactiques. Elle a, de plus, l'avantage de permettre au nouveau locataire de s'assurer s'il entre dans un appartement sain. On verra plus loin comment il lui est aisé d'avoir cette garantie, légitime échange de l'engagement qu'il souscrit.

Pour lui donner cette garantie, il devenait nécessaire de s'assurer de la valeur de la désinfection pratiquée. La valeur scientifique n'était plus en cause. La valeur pratique ne pouvait s'établir que par une surveillance stricte.

Pour la réaliser, et sur la demande du corps médical, l'arrêté municipal visant la désinfection inscrivit :

« Afin d'assurer l'efficacité et la parfaite exécution, les mesures d'assainissement et de désinfection seront toujours pratiquées sous la surveillance immédiate d'un *médecin sanitaire* nommé chaque année par l'Administration municipale.

1. CAZABAN. Technique administrative et scientifique de la désinfection des locaux dans les stations climathérapiques de France, in *Journal de médecine de Bordeaux*, 1er décembre 1902.

« La bonne exécution des opérations d'assainissement et de désinfection sera justifiée par la remise aux intéressés d'un certificat revêtu de la signature du médecin sanitaire et du maire.

« Seules seront reconnues valables par le Comité local d'hygiène et par l'Administration municipale, les mesures d'assainissement et de désinfection justifiées par remise de ce certificat. »

On le voit, le corps médical avait tenu à conserver l'entière responsabilité des mesures de désinfection : d'abord, en fixant la nature et l'étendue des mesures à prendre ; en second lieu, en assurant lui-même la surveillance de leur exécution.

Le médecin sanitaire assistait donc à toutes les opérations, soit dans la villa, soit dans les usines, et délivrait ensuite le certificat aux intéressés.

Ces certificats étaient extraits d'un registre à souche tenu, non par un employé d'administration quelconque et vaguement responsable, mais par le médecin sanitaire lui-même.

Après chaque vacation il inscrivait, sur un registre spécial, la date, la nature et le détail des opérations faites, le nom du médecin traitant qui les a prescrites et de l'industriel qui les a exécutées. Ce registre, mis à la disposition du corps médical et des intéressés, constitue un recueil de documents rigoureusement authentiques et précis.

Voici le modèle d'une feuille du registre tenu par le médecin sanitaire, feuille dans laquelle, pour la publicité, j'ai supprimé les noms propres.

VILLE D'ARCACHON

COMITÉ D'HYGIÈNE

Nᵒ ....

Désinfection de la Villa X.

Date de la prescription : 15 octobre 1902.

Nom du Médecin traitant : X.

Nature de la prescription : Grande désinfection des deux chambres du Sud (c'est-à-dire passage à l'étuve de toute la literie, tapis, tentures — et vapeurs humides de formol avec lessivage du parquet au sublimé).

    Petite désinfection de la salle à manger (c.-à-d. vapeurs humides de formol).

Nom de l'usine : X.

Date de la désinfection : 18 octobre 1902.

Date de la remise des certificats : 20 octobre.

Observations :

Puis, en prenant pour base les indications de son registre, le médecin sanitaire délivre un certificat en double exemplaire, l'un destiné au propriétaire, l'autre au locataire de l'immeuble.

En voici le modèle :

VILLE D'ARCACHON
COMITÉ D'HYGIÈNE

———

CERTIFICAT DE DÉSINFECTION

Nom de l'Immeuble : X

Je soussigné, docteur en médecine, Médecin sanitaire, délégué à la surveillance de l'assainissement des locaux, certifie qu'à la date du 18 octobre 1902 la désinfection a été pratiquée par l'usine X dans les conditions formulées par la prescription du docteur en date du 15 octobre.

Fait double à Arcachon, le 18 octobre 1902.

       Vu :   Le Médecin sanitaire délégué,
    Le Maire d'Arcachon,

« La délivrance d'un certificat de semblable valeur constitue aujourd'hui une garantie certaine de désinfection. Désormais les locataires sont à l'abri d'appréhensions, qui ne sont plus justifiées. Ils peuvent s'assurer, soit directement, soit par l'intermédiaire de leur médecin traitant, de la valeur sanitaire de la villa qu'ils désirent occuper. Là est la garantie donnée en échange de leur engagement. » (Cazaban, *loc. cit.*).

C'est sous ce régime, que du 1er janvier 1900 au 15 novembre 1901, « il a été pratiqué sous la surveillance immédiate du médecin sanitaire, 320 désinfections » (*ibid*).

A ce régime quelques modifications ont été apportées. En mars 1903, le maire prend un arrêté créant à Arcachon un *Laboratoire municipal d'Hygiène sanitaire*, auquel était rattaché le service de la désinfection, et nomme M. Duphil, élève de l'Institut Pasteur, docteur en pharmacie, directeur de ce laboratoire. Cette innovation importante ne modifiait d'ailleurs pas notre ancien *modus faciendi* pour obtenir et surveiller la désinfection des locaux.

Ce régime sous lequel nous vivons depuis le 1er janvier 1900, c'est-à-dire depuis la création du médecin sanitaire, et l'institution du registre de contrôle, nous permet de constater que de cette date originelle au 15 février 1904 (moment où j'écris ces lignes) il a été pratiqué, sous surveillance, 734 désinfections de locaux.

III

Telle était la situation dans nos stations de Cure libre; tels étaient les excellents résultats que nous avions pu et su obtenir.

Entre temps, la loi sur la protection de la santé s'élaborait. Nous avions tout lieu d'espérer qu'elle nous apporterait son appui formel, mais que de lacunes!

En effet, la loi laisse sans Bureau d'Hygiène toute ville, Arcachon comme les autres, dont la population n'atteint pas 20000 habitants. Aussi bien place-t-elle dans les mêmes conditions défectueuses, toute ville d'eau, siège d'un établissement thermal, dont la population n'atteint pas 2000 habitants. Et dès lors nous assistons à ce spectacle inouï : Cauterets[1] avec neuf établissements thermaux, 18 médecins, avec une clientèle de tousseurs plus ou moins frappés de tuberculose pulmonaire, n'avoir pas droit à un Bureau d'Hygiène, faute de 2000 indigènes! Quant aux stations maritimes ou forestières[2], aux stations de montagne ou de plaine abritant des malades, pas un mot. La loi est muette!

« Nous nous demandons, avec le Dr Nivière, pourquoi Cauterets et les autres stations thermales ou sanitaires au-dessous de 2000 habitants, pourquoi Arcachon, station maritime et forestière de 8000 habitants et toutes les stations maritimes au-dessous de 20000 habitants n'auraient pas droit à un contrôle et à une direc-

1. Nivière, Les villes d'eaux et la loi sur la protection de la santé publique, in *Bulletin médical*, 3 février 1904.

2. Dhourdin, Les stations maritimes et la loi du 15 février 1902. Le service sanitaire et la désinfection à Arcachon, *Article sous presse*.

tion hygiénique réels, à une protection efficace et légale? »
(Dhourdin).

« Toute ville, tout village, qui possède un établissement
thermal, toute localité sanitaire de plaine, de montagne ou forestière, toute *station maritime* qui reçoit des malades ou baigneurs,
devraient être soumis à la loi commune. » (*Ibid.*)

Mais, fort heureusement, la nouvelle loi donne aux maires des
pouvoirs très étendus en matière de police sanitaire. L'article
premier a une certaine élasticité; d'autres articles sont susceptibles de la plus large interprétation. C'est par là qu'on peut non
point tourner la loi, mais en rendre possible et formelle l'application en dehors de ses propres prévisions.

C'est en s'inspirant, et des pouvoirs confiés au Maire et de cette
élasticité de quelques articles de la loi que le corps médical de
notre station, de concert avec le maire, a rédigé un règlement
sanitaire adopté par le Conseil municipal de la ville et, aujour-
d'hui, soumis à l'approbation préfectorale.

Notre préoccupation majeure visait la désinfection des locaux
habités par des tuberculeux. La loi n'édictant qu'au titre facul-
tatif la déclaration de la tuberculose pulmonaire, nous nous
demandions si nos efforts soutenus depuis 15 ans allaient devenir
stériles, si les progrès réalisés allaient s'évanouir.

Certes, en maintenant, sur les baux de location, la clause dont
nous avons parlé déjà, et qui nous a donné des résultats pratiques si féconds, le corps médical reste comme par le passé,
puissamment armé et maître de la situation. Mais, dans la loi nous
cherchions un appui. Faute de l'y trouver nettement, le règlement
sanitaire pouvait nous le procurer. Aussi après avoir énoncé,
dans ce règlement sanitaire, les mesures générales de désinfec-
fection et d'assainissement imposées aux maladies contagieuses,
à déclaration obligatoire, nous avons introduit l'article suivant :

« Vu le caractère tout spécial d'*Arcachon, ville de santé*, vu
l'autorité conférée au maire par la loi sur la *police des garnis*,
les *mêmes mesures* sont *applicables* aux logements quittés par
les malades visés dans la deuxième partie de l'article premier du
décret du 10 février 1905, lorsque le *médecin traitant, sans*

dévoiler la nature de la maladie, aura fait savoir à la mairie que *sans une désinfection préalable*, ces logements présenteraient des *dangers de contamination pour les nouveaux locataires.* » (Art. 57 du Règlement sanitaire.)

Il va sans dire que nous visons la tuberculose pulmonaire, tout particulièrement, que le décret du 10 février laisse dans la catégorie des maladies contagieuses à déclaration facultative.

Mais tout n'est pas là. A la faveur de la loi et du règlement sanitaire qu'elle prescrit, nous avons poursuivi un autre but : « pouvoir nous renseigner d'une façon certaine sur l'état hygiénique des immeubles, et savoir si les désinfections y ont été régulièrement et strictement pratiquées » (Dhourdin, *ibid*). A cet effet, notre règlement prévoit la création d'un *casier sanitaire des maisons, villas et logements* qui condensera, sous une forme simple et pratique, tous les renseignements un peu épars jusqu'ici et concernant l'état des immeubles, l'alimentation en eau potable, les dates et la durée de l'habitat, et surtout la nature des désinfections pratiquées, etc., etc.

Ne sont-ce pas là des mesures de tout repos, de toute sécurité, capables dans l'avenir de renforcer celles du passé et par conséquent de répondre victorieusement aux objections formulées contre l'insécurité prophylactique des stations de Cure libre?

IV

Pour terminer, il me reste à signaler quelques autres mesures prophylactiques, qui ne sont point sans importance.

Les recherches bactériologiques ont montré les dangers possibles de la contagion par les livres, journaux illustrés, partitions de musique, loués par les cabinets de lecture dans les stations fréquentées par les tuberculeux. Leur désinfection s'impose. Elle est facile et certaine. Elle est pratiquée, chez nous, par certains cabinets de lecture, bien connus et recommandés par le corps médical.

En vue de généraliser cette pratique, un article de notre règlement sanitaire la prévoit et l'impose.

Une autre mesure prophylactique, coutumière ici, est l'usage de sacs en toile épaisse pour le linge contaminé. Ils sont fournis aux malades par l'usine moyennant un prix minime de location. Ces sacs et leur contenance sont, chaque semaine, passés à l'étuve avant d'être donnés au blanchissage. On se rappelle combien, lors du V. E. M., à Arcachon, en septembre 1900, le professeur Landouzy insista sur cette excellente pratique et en félicita notre corps médical.

Enfin l'installation d'une *Blanchisserie modèle* complète d'autant mieux notre outillage, que le linge des malades est travaillé dans un bâtiment spécial et distinct.

RÉSULTATS

A l'appui de nos dires en faveur de la Cure libre, on vous demande des statistiques. En ce qui me concerne, je les déclare impossibles. D'abord, pour cette raison capitale, qu'à l'encontre du sanatorium, la Cure libre ne fait pas et ne peut faire une sélection à l'arrivée. En toute justice, la réalité de nos statistiques ne serait-elle pas faussée par le lot, trop important encore, de ces malheureux phtisiques qui viennent mourir dans nos stations climathérapiques, souvent après avoir vainement demandé au sanatorium une guérison qu'il ne pouvait leur donner. Et puis, nous avons présente à l'esprit, cette phrase, du professeur Brouardel, trop justifiée par des événements récents : « Les statistiques sont nécessairement incertaines. »

Quelques faits bien observés parlent aussi clairement que des statistiques.

Je rappelle que j'ai publié, en 1897, une appréciation d'ensemble basée sur l'observation de 252 malades, menacés ou atteints de diverses formes de tuberculose pulmonaire. Il serait fastidieux de reprendre le détail de ces chiffres relatifs soit à des aggravations, soit à des améliorations, soit à des guérisons, tout au moins apparentes, et dont quelques-unes sont devenues définitives.

Dans un travail (*sous presse*), auquel j'ai déjà fait allusion, on trouvera un nouveau groupe d'observations, qui prouvera que les résultats en Cure libre ne sauraient envier en rien les résultats de la cure sanatoriale.

De nos relevés on pourra rapprocher utilement les faits détaillés rapportés par Brunon dans ses travaux cités au courant de notre étude.

Tant qu'a prévalu la doctrine : le sanatorium... ou la mort, c'était la désespérance pour les malades qui ne pouvaient approcher de la « montagne sacrée », du « haut lieu seul propice au pélerinage dolent de la multitude des bacillaires » ; c'était pour le médecin l'inutilité de s'initier aux pratiques rituelles d' « un dieu sévère... qui nous est étranger. »

Tant qu'a prévalu la doctrine : au sanatorium, les *tuberculeux curables*[1], c'était à l'inverse du Dante, inscrire au frontispice du temple de la santé : O vous qui n'entrez pas abandonnez toute espérance! C'était encore et toujours, pour le médecin le scepticisme en toute thérapeutique, puisque le sanatorium se déclarait incapable.

Mais la Cure libre est venue qui a démontré : aux malades, qu'on pouvait espérer et guérir sans le sanatorium ; aux médecins, que la cure fermée n'était pas indispensable à la phtisiothérapie, que hors les murs d'un sanatorium... même étranger, on disciplinait le tuberculeux.

Qu'en est-il résulté? Sinon que le praticien s'est initié à la technique hygiéno-diététique; qu'il en a fait l'application à ses malades, et qu'ainsi, grâce à la Cure libre, des tuberculeux, pour qui le sanatorium ne s'était pas ouvert, ont été quelquefois guéris, souvent améliorés, plus souvent soulagés et toujours laissés en espérance!

De ces résultats, la Cure libre peut et doit hautement en revendiquer et la responsabilité et l'honneur.

1. Consulter in *Compte rendu du Congrès international d'Hydrologie, de Climatologie et de Géologie de Grenoble*, 1903, p. 616 à 620, l'intervention de Morin, Cazeaux, Guiter, Albert Robin, professeur Renaut, Lerredde, Suchard, Francken, Onimus, dans la discussion du rapport de Berlioz et Leriche.

TABLE DES MATIÈRES

52 242. — Paris, imprimerie Lahure, 9, rue de Fleurus.

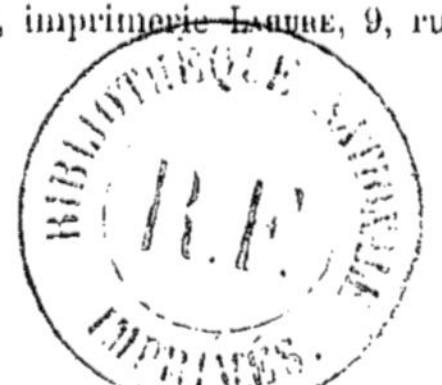

www.ingramcontent.com/pod-product-compliance
Ingram Content Group UK Ltd.
Pitfield, Milton Keynes, MK11 3LW, UK
UKHW020007100726
13658UKWH00002B/846

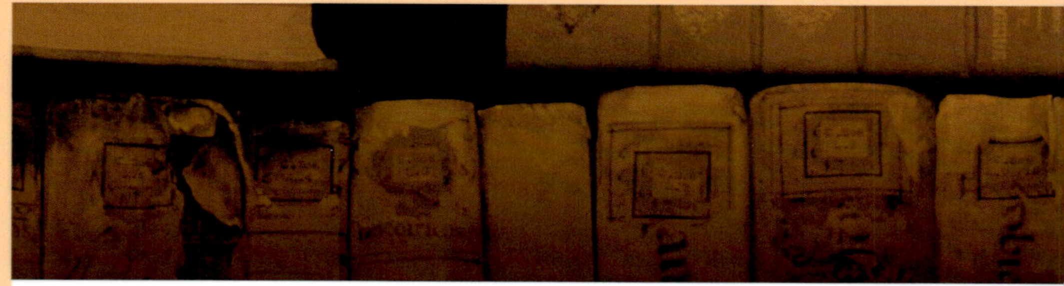

La cure libre des tuberculeux / par le Dr F. Lalesque,...

http://gallica.bnf.fr/ark:/12148/bpt6k5772778m

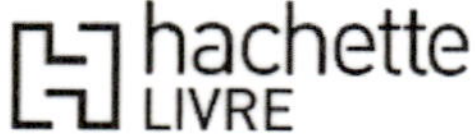
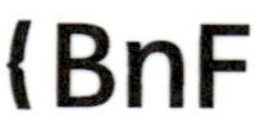
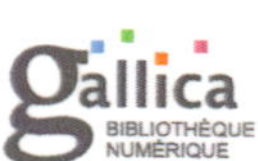